CATARRHE CHRONIQUE,

FAIBLESSE ET PARALYSIE

DE LA VESSIE.

Paris.— Imprimerie de H. Vrayet de Surcy et Cie, rue de Sèvres, 37.

CATARRHE CHRONIQUE,

FAIBLESSE ET PARALYSIE

DE LA VESSIE,

PAR

M. DEVERGIE, AINÉ,

Chevalier de la Légion d'honneur,
docteur des Facultés de Paris et de Gœttingue, ancien Interne des Hôpitaux de Paris,
Chirurgien honoraire des Hôpitaux Militaires de Paris,
ancien Professeur d'Anatomie et de chirurgie, ancien Démonstrateur
de l'hôpital d'instruction du Val-de-Grâce,
Membre des Sociétés médicales d'émulation, de l'Athénée des Arts,
des Sciences physiques, des Enfants d'Apollon,
Membre correspondant des Sociétés de médecine d'Angers,
Bordeaux, Bruxelles, Dijon,
Gand, Lyon, Metz, Mâcon, Nantes, Poitiers,
Toulouse, etc., etc.

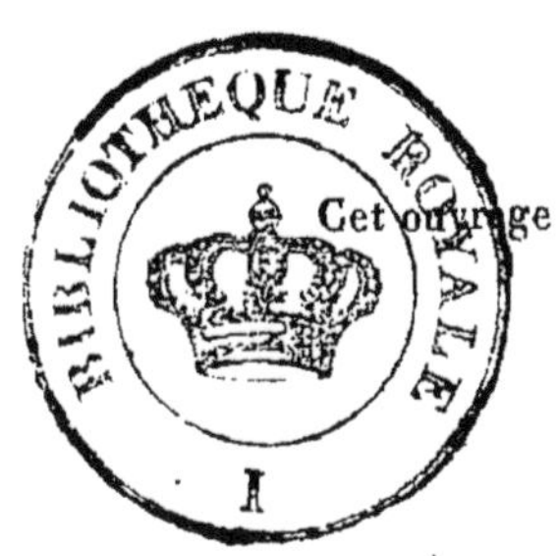

PRIX : 3 francs.

Cet ouvrage renferme un chapitre sur *l'Homœopathie.*

PARIS,
G. BAILLIÈRE, RUE DE L'ÉCOLE DE MÉDECINE, 11;
MAURICE, LIBRAIRE, RUE DE SORBONNE, 5,
ET CHEZ L'AUTEUR, RUE TARANNE, 20.

1840.

AVANT-PROPOS.

En publiant, en 1836, le résultat de mes observations sur l'emploi des injections dans la vessie, j'avais entrevu les avantages qu'on pourrait en obtenir dans le traitement des maladies de cet organe. A l'exception de quelques praticiens qui, depuis une quinzaine d'années, avaient cherché à fixer l'attention des médecins sur ce moyen thérapeutique, tels que Delpech, Dupuytren,

Bretonneau, Lallemand, J. Cloquet, Souchier de Romans, Civiale et Leroy d'Étiolles, personne ne les employait comme méthode curative. Dans les hôpitaux on ne s'en servait que comme moyen de lavage au moment de l'opération de la taille pour entraîner les débris de calcul et dans la lithrotitie, dans le but de remplir la vessie pour faciliter l'opération. En ville, elles étaient rarement mises en usage pour guérir, soit le catarrhe de la vessie, soit la faiblesse ou la paralysie. Me livrant à quelques recherches à ce sujet, je fus fort étonné de trouver des documents intéressants dans quelques anciens auteurs, tels qu'Ambroise Paré, Muller, et d'en trouver l'emploi bien circonstancié dans M. Larbaud et Sœmmering, etc. Sœmmering, entr'autres, indiquait les injections vésicales comme le meilleur moyen de guérison, et disait positivement que le traitement local était le plus convenable.

J'ai cité, page 46, une liste assez nombreuse d'auteurs ayant employé les injections dans le traitement du catarrhe de la vessie; j'ai cité également, dans mon opuscule sur l'*Incontinence d'urine*, ceux qui les avaient mis en usage contre cette maladie; et il est facile de se convaincre que longtemps avant notre époque ces moyens thérapeutiques avaient rendu d'immenses services. En effet, sans se reporter au temps où Ambroise Paré nous dit qu'il se servait de mucilage de coings pour ses injections, on trouve Goulard en 1786, Chopart en 1788, Foot en 1814, qui mettent sur la voie des avantages qu'on pouvait en retirer. Mais c'est à M. Larbaud qui, en 1812, les employait fréquemment, qu'on doit s'attacher pour trouver une règle dans leur emploi; puis à Sœmmering, en 1822, qui les recommande comme moyen principal de réussite.

Ainsi donc, quiconque voudra s'attacher au vain titre de priorité, sera forcé de baisser pavillon devant ces autorités incontestables.

Dans mon premier Mémoire sur le catarrhe chronique de la vessie, j'ai préconisé les injections balsamiques comme un bon agent thérapeutique à introduire dans la matière médicale des affections des voies urinaires.

J'ai prouvé qu'il était beaucoup de cas où il ne fallait l'employer qu'à petites doses ; et depuis, quatre années d'expériences m'ont appris que non-seulement il n'était pas indispensable, mais encore que dans beaucoup de circonstances le catarrhe chronique se guérissait sans son intervention. Ainsi se détruit l'action *spécifique* de ce baume sur le catarrhe de la vessie. On peut dire qu'il a une action spéciale sur les voies urinaires; mais non *spécifique*, puisqu'il est loin de toujours guérir. Cependant il ne faudra pas perdre de vue les belles observations pleines d'intérêt de M. Souchier de Romans (*voir* p. 156), sur les avantages qu'il a obtenus avec ce médicament.

CATARRHE CHRONIQUE

DE LA VESSIE

ET SON TRAITEMENT RATIONNEL.

CONSIDÉRATIONS PRÉLIMINAIRES SUR LA VESSIE ET SES FONCTIONS.

Le médecin qui voudra se livrer au traitement des maladies de vessie, de quelque nature qu'elles soient, ne doit pas perdre un seul instant de vue qu'il n'est point d'organes qui présentent autant d'anomalies dans l'état naturel et qui soient susceptibles d'autant de lésions dans l'état de maladie. C'est la raison qui m'a engagé à faire précéder l'histoire du catarrhe chronique de quelques considérations sur la vessie et ses annexes à l'état normal, sur ses vices de conformation et sur ses altérations pathologiques.

VESSIE A L'ÉTAT NORMAL.

Situation. La vessie de l'homme adulte est située dans l'excavation du bassin et la région hypogastrique, derrière le pubis, au-dessous des intestins grêles, au-dessus des vésicules séminales, devant la partie inférieure du rectum; et chez la femme, au-dessus et devant l'utérus derrière les os pubis.

Forme. Chez les enfants ce viscère a une forme très-alongée de bas en haut, cylindroïde, tandis que chez les adultes cette forme est conoïde et arrondie. Son diamètre transversal a plus d'étendue que le vertical chez les femmes, particulièrement chez celles qui ont eu plusieurs enfants.

Chez le fœtus et le jeune enfant le bassin ayant peu de hauteur en avant, la vessie fait saillie au-dessus du pubis; elle est beaucoup plus longue que large, se termine en haut en se rétrécissant jusqu'à l'ouraque qui se fixe à l'ombilic et donne dans quelques cas issue aux urines. Par une conséquence naturelle de l'accroissement, le bassin s'élève et la vessie s'enfonce peu à peu dans l'excavation pelvienne; son sommet s'arrondit, s'incline en avant, sa base est en arrière. Chez le vieillard elle est encore plus profondément située, et perd en même temps de sa capacité. Les changements que la prostate éprouve à cet âge apportent dans le col de cet organe de notables changements qui influent sur sa configuration, sa situation, sa capacité et ses fonctions.

La connaissance de ces faits avait déjà été en partie signalée par les belles recherches d'anatomie pathologique de Morgagni, puis par les travaux sur la prostate d'Everard Home, de Baillie, et autres hommes de l'art; mais M. L. A. Mercier, jeune médecin distingué, qui, pendant son internat à l'hôpital général de la vieillesse, s'est livré à des recherches du plus haut intérêt, nous a donné sur les altérations de la vessie des vieillards des notions exactes, ainsi que sur les changements de forme, de structure, de volume de la prostate, et sur les perforations spontanées de la vessie. (Voir la *Gazette médicale* 1836 et 1840, *Incontinence d'urine.*)

Capacité. Elle ne peut être rigoureusement établie, car un grand nombre de circonstances peuvent influer sur son développement : ainsi, par exemple, l'habitude de garder les urines plus ou moins longtemps. Ordinairement, la capacité de la vessie est plus grande chez la femme que chez l'homme. Une irritation longtemps fixée sur cet organe, la présence d'un calcul, une inflammation chronique diminuent toujours la grandeur naturelle de la vessie. En général, on sait que la vessie peut acquérir un développement assez considérable, une dilatation momentanée, et contenir en quelques heures un à deux litres de liquide. Les rétentions d'urine donnent chaque jour des exemples du volume énorme que la vessie peut acquérir.

Organisation. La vessie est formée de plusieurs membranes appliquées les unes sur les autres, de nerfs, de vaisseaux sanguins, artères et veines, et de vaisseaux lymphatiques.

A. *Membrane séreuse, tunique externe, enveloppe péritonéale*, surface externe de la vessie, excepté en avant et à son sommet, dont les rapports sont importants à se rappeler exactement quand il s'agit d'opération à pratiquer sur la vessie. Je les laisse de côté, ne devant, dans cet opuscule, traiter que du catarrhe chronique, maladie de la membrane interne ou muqueuse.

B. *Membrane musculaire, réseau musculeux, tunique charnue.* Cette membrane musculaire, analogue à celle qui revêt le canal digestif, est en général d'une couleur pâle, et ne présente pas la même épaisseur sur tous les points. Les fibres sont très-visibles, dirigés souvent en faisceaux dans divers sens, laissant entre elles des espaces plus épaisses vers le bas-fond entre les vésicules séminales, et se terminant en faisceaux ou languettes très-minces en avant, en arrière, et sur le côté du col de la vessie, sans former autour de ce col une espèce d'anneau nommé *sphincter*, comme on le répète généralement, malgré que beaucoup d'anatomistes aient déjà fait observer que la disposition des fibres musculaires ne formait pas un véritable sphincter, comme par exemple celui qui entoure l'extrémité inférieure du rectum. La disposition en faisceaux ou en colonnes explique la force de contraction de cet organe.

C. *Membrane celluleuse.* Placée entre la membrane musculaire et la muqueuse, elle est dense, dépourvue de graisse; elle unit intimement entre elles les deux membranes péritonéale et musculaire, et la péritonéale et la muqueuse dans les espaces que la musculaire laisse entre ses faisceaux.

D. *Membrane muqueuse, tunique veloutée, membrane interne, tunique nerveuse.* La surface interne de la vessie est remarquable par un grand nombre de villosités, de follicules, semblables à celles de l'estomac et des intestins, qui, en état de santé, sécrètent l'humeur dont elle est lubrifiée, et en état de maladie fournissent ces mucosités abondantes qui s'écoulent si souvent avec les urines. Lorsque la vessie est vide, elle est sillonnée par un grand nombre de plis ou rides plus ou moins saillantes et irrégulières qui disparaissent quand l'urine a distendu ses parois. On les trouve chez quelques sujets entre-croisées en divers sens, et laissant entre elles des excavations plus ou moins larges et plus ou moins profondes; elles sont formées par le très-grand développement des fibres de la tunique musculaire. Elles constituent *les vessies dites à colonnes*, où se chatonnent souvent les concrétions calculeuses. Il existe dans le basfond de la vessie un espace triangulaire horizontal nommé *trigone vésical*, lisse, dense, un peu saillant, doué d'une grande sensibilité; sa base est en arrière, et ses deux angles sont formés par les uretères qui s'ouvrent après avoir parcouru obliquement les parois de la vessie. La pointe antérieure ou l'angle antérieur est limité par le col de la vessie, configuré comme un goulot aplati qui a d'abord beaucoup de largeur, et qui se rétrécit ensuite pour former le canal de l'urètre; celui-ci présente à son origine un petit appendice étroit et alongé, qu'on appelle *veru-montanum*, ou luette vésicale, si souvent saillante dans les inflammations de la vessie en formant à droite et à gauche deux petits culs-de-sac, opposant obstacle au cathétérisme.

L'ouraque est une espèce de ligament placé à la partie supérieure et inférieure de la vessie qui se rend à l'ombilic. On a prétendu qu'il formait chez l'enfant une quatrième ouverture de la vessie; mais ce n'est que dans quelques cas pathologiques que ce phénomène a été observé.

E. *Col de la vessie.* Il a une organisation spéciale; le commencement du canal de l'urètre en forme l'intérieur. Entre lui et le tissu cellulaire extérieur se trouve une substance blanchâtre probablement fibreuse, assez épaisse, élastique, extensible, sur lesquels s'implantent les fibres de la membrane musculaire, qui s'étend en arrière par un petit prolongement, et en avant se termine par un appendice étroit et alongé : cette disposition de la tunique musculaire détruit, comme nous l'avons déjà dit, l'opinion admise d'un sphincter circulaire autour du col de la vessie [1].

Ce qui semble confirmer cette terminaison des fibres musculaires de la vessie est le travail que vient de faire paraître M. L. A. Mercier, qui démontre que le col de cet organe ne se ferme pas par un resserrement de tous les points de sa circonférence, mais par le rapprochement, la coaptation de ses deux moitiés latérales ; il représente une fente dirigée d'avant en arrière [2].

Prostate. Cette glande joue un si grand rôle dans les maladies de la vessie, qu'il n'est pas inutile d'en rappeler ici une description succincte ; elle est située en avant et au-dessous du col de la

[1] Mémoire sur la véritable cause et le mécanisme de l'incontinence, de la rétention et du regorgement d'urine chez les vieillards, juin 1839. (*Gazette médicale*, mai 1840.)

[2] M. L. A. Mercier n'a pu parvenir à cette découverte inconnue jusqu'à ce jour qu'après une observation attentive, exacte et minutieuse, qu'après de longues et pénibles recherches. Par cette disposition anatomique restée jusqu'alors inaperçue, et par la lecture des travaux du même auteur sur les changements de forme et de structure de la prostate chez les vieillards, on peut expliquer beaucoup de phénomènes inexplicables jusqu'alors. Cette découverte doit avoir nécessairement une grande influence sur la thérapeutique des maladies de vessie dans la vieillesse, et nous pressons de nos vœux la publication annoncée par notre jeune confrère : *Recherches anatomiques, pathologiques et thérapeutiques sur les maladies des organes urinaires et génitaux, considérées spécialement chez les vieillards.*

vessie qu'elle entoure presqu'en totalité, excepté sa paroi supérieure. Elle forme trois lobes distincts, un moyen plus petit et deux latéraux : elle est composée de follicules glanduleux unis entre eux par un tissu cellulaire assez dense. Située profondément, elle ne peut être explorée que par le rectum, et alors on la sent distinctement à l'aide du doigt indicateur. Chez l'enfant elle est très-petite, acquiert, chez les jeunes gens de quinze à vingt ans, onze à douze lignes de longueur, presqu'autant de largeur, et trois à quatre lignes d'épaisseur. Elle grossit encore quand on parvient à l'âge de vingt-cinq ou trente ans, et reste dans le même état de grosseur dans l'âge viril; mais quand l'homme arrive à la vieillesse cet organe reste assez rarement intact, et il devient alors le siége d'une hypertrophie plus ou moins considérable qui peut influer beaucoup sur l'émission plus ou moins facile de l'urine, même en état de santé. On conçoit facilement que suivant l'hypertrophie générale ou partielle de la prostate, le canal de l'urètre, étroitement uni avec cette glande, éprouvera de grandes variations de direction, de largeur et de longueur qui rendront difficile ou impossible l'issue naturelle des urines, et apporteront des obstacles plus ou moins grands au cathétérisme. L'hypertrophie, en effet, peut envahir la prostate en totalité ou n'occuper que des portions. Si elle est générale et uniforme, les lobes latéraux se développent dans tous les sens, mais surtout vers l'abdomen, c'est-à-dire en arrière. Le diamètre vertical est accru et change la disposition de la longueur de l'urètre ; d'où il résulte que le veru-montanum est beaucoup plus éloigné du col vésical que chez l'adulte.

L'hypertrophie partielle est rarement simple; il y a toujours complication de l'hypertrophie générale, et la portion transversale en est le siége le plus ordinaire; tantôt elle détermine un repli valvulaire en arrière du col vésical; tantôt une tumeur variant depuis la grosseur d'une noisette, d'une noix, jusqu'à celle d'un œuf de poule; ordinairement il n'y en a qu'une, quelquefois deux, rarement quatre; mais alors deux de ces tumeurs appartiennent à la portion transverse, et les autres à chaque lobe latéral. Les augmentations de volume de la prostate, soit comme hypertrophie normale ou morbide, avaient déjà été signalées par Morgagni, décrites avec soin par Everard Home et par Baillie; mais un nouveau jour a été jeté sur ce genre de nutrition ou d'altération par les belles recherches de M. L. A. Mercier. Ajoutez à cette vie trop active de la prostate qui augmente son volume, les maladies si fréquentes du canal du col de la vessie, du veru-montanum, de la vessie ellemême; de celles produites par la présence des corps étrangers, etc., et on jugera facilement de combien de difficultés est hérissé le traitement de ces diverses maladies!!!

Fonctions de la vessie. La vessie sert de réservoir à l'urine; elle chasse ce liquide au dehors, après l'avoir conservé pendant un certain temps, en se contractant sur lui non spontanément, mais d'après un acte de la volonté. Elle entretient avec l'économie des sympathies multipliées; enfin elle sécrète un mucus dans l'état normal destiné à lubrifier et à protéger la membrane muqueuse contre l'action quelquefois trop irritante de l'urine.

L'urine sécrétée par les reins descend goutte à goutte dans la vessie par les uretères, s'accumule dans cet organe, distend graduellement ses parois, est contenue dans son intérieur par l'espèce de valvule que forme la membrane muqueuse à l'ouverture des uretères et la contraction du col de la vessie. Après un séjour plus ou moins long, et suivant un grand nombre de circonstances, elle irrite les nerfs de la vessie avec laquelle elle est en contact. Cette sensation interne (besoin d'uriner) est transmise au cerveau par les nerfs trisplanchiques; le cerveau réagit et la vessie se vide du liquide qu'elle contient par l'action des nerfs de relation soumis à l'empire de la volonté. Ainsi l'évacuation des urines a donc lieu dans l'état ordinaire, quand la vive contraction de la vessie éveille le besoin et que la résistance cède par la volonté.

L'âge, le sexe, l'habitude, la nature de l'urine influent beaucoup sur le séjour plus ou moins prolongé que fait ce liquide dans la vessie. Ce viscère jouit-il d'une grande irritabilité, caractère qu'il présente dans l'enfance et l'âge adulte, il ne peut conserver qu'une petite quantité d'urine, et l'envie d'uriner se fait fréquemment sentir ; ce qui, dans certaines circonstances morbides, devient une grande incommodité. Une cause quelconque enlève-t-elle à ce viscère une partie de son énergie, de son excitabilité nerveuse, il se laisse distendre par une grande quantité d'urine, et le sujet n'est averti de la nécessité de s'en débarrasser qu'après un temps souvent très-long. C'est surtout chez les vieillards, chez les hommes épuisés par de forts travaux ou des évacuations excessives, par une longue maladie, ou qui souffrent d'une lésion de la moëlle épinière qu'on voit survenir la paralysie de la vessie. Toute irritation physiologique ou pathologique de la vessie et des parties environnantes rendent l'urine plus irritante, et le besoin d'uriner plus fréquent. Quelques substances stimulantes à action spéciale sur l'appareil urinaire déterminent le même résultat. Exemple : les cantharides, l'asperge et tous les diurétiques.

Tout besoin devient vite une sensation interne, incommode et pénible ; celui d'évacuer les urines consiste en une sensation de poids dans le bassin, un ténesme le long de l'urètre, et une douleur assez vive au col de la vessie. Ce besoin non satisfait se convertit en douleurs affreuses dont les conséquences sont incalculables.

Lorsque la vessie se contracte pour expulser l'urine, le diaphragme, les muscles abdominaux agissent, dit-on, conjointement, augmentent sa force et lui donnent le moyen de vaincre la résistance opposée par le col et les parties environnantes. En observant attentivement ce qui se passe dans l'émission des urines chez un homme dont la vessie jouit de l'intégrité de ses fonctions, il est facile de se convaincre que ces muscles puissants ne concourent que d'une manière bien peu active à l'excrétion de l'urine. On ne remarque, en effet, que dans les cas d'émission difficile d'urine, quelle qu'en soit la cause, leur action puissante fortement mise en jeu et venant au secours de la vessie avec activité et énergie. La résistance du col vaincue, la vessie peut seule se délivrer entièrement du liquide qu'elle contient. C'est par l'énergie de ses contractions qu'est déterminée la force du jet de l'urine, dont l'expulsion est favorisée et accélérée par le resserrement du bulbe de l'urètre et l'action des muscles bulbo-caverneux. La sortie des dernières gouttes du liquide est due à l'action de ces muscles et est favorisée par une inclinaison légère du corps en avant, par l'abaissement du col et l'élévation du bas-fond de la vessie.

VICES DE CONFORMATION DE LA VESSIE ET ANOMALIES DE SES FONCTIONS.

Nous avons dit qu'il n'y a pas d'organes qui présentent autant d'anomalie dans l'état naturel que la vessie. En effet, tous les auteurs qui ont écrit sur les maladies de ce viscère en rapportent des exemples nombreux plus curieux les uns que les autres. Morgagni, Everard Home, Baillie, Bonnet, les *Essais d'Edimbourg*, le *Journal Encyclopédique*, le *Journal de médecine de Paris*, Chopart, contiennent des faits intéressants. M. Larbaud, dans son *Traité du Catarrhe de la Vessie* (1812), en rapporte un assez grand nombre qu'il a emprunté à Binninger, Blasius, Stalpart, Smelie, Bloch, Kœning, Camerarius, Milonetti, Vanderwiel, Bartholius, Chopart, Lemery, Ténon, Pinel, Portal, Haller, Desault, Bichat, etc. Plus tard Sœmmering en a augmenté le catalogue; et depuis que la publicité médicale a pris une si grande extension, nos dictionnaires de médecine, nos journaux français et étrangers, anglais, italiens, allemands, belges et autres, nous offrent chaque année des exemples surprenants de forme, de dimensions, d'épaisseur, de divisions, etc. Citons au hasard les anomalies les plus remarquables, observées par quelques-uns de ces auteurs.

1° *Absence totale de la vessie.* Chez un jeune homme de dix-sept ans, jouissant d'une bonne santé et n'ayant jamais uriné par la verge, l'urine s'évacuait par l'anus ; ce qui donnait lieu à une diarrhée continuelle, mais peu incommode.

2° Autre exemple. Les uretères communiquaient avec l'urètre et apportaient l'urine directement des reins amples et dilatées.

3° *Vessie incomplète* manquant de sa partie antérieure. La postérieure se présentant à nu hors du ventre, et formant un fongus rougeâtre plus ou moins saillant et sans téguments, deux petits trous se présentaient, auxquels répondaient les uretères et par lesquels l'urine sortait involontairement et goutte à goutte.

4° *Poche vésicale sur le dos.* En 1711, naquit une petite fille portant au bas du dos, vers les vertèbres inférieures, une tumeur indolente, conservant la couleur de la peau et qui avait le volume d'un œuf. A dix-sept ans elle avait acquis le volume d'une vessie de veau distendue par l'air, mais sans aucune apparence de col. Plus tard elle égalait la grosseur d'une vessie de bœuf ; la pression dans le lit fit crever la tumeur, il en sortit une grande quantité de liquide analogue à l'urine. Après la rupture de cette poche, cette jeune personne n'urina plus par le conduit naturel.

5° *Urine évacuée par l'ouraque.* Avec des vessies bien conformées on a vu l'urine qui, ne pouvant s'évacuer par l'urètre, refluait et s'évacuait par l'ouraque. Observation de Litre (1701) d'une fille de douze ans qui avait presque toujours rendu l'urine par le nombril et chez laquelle le col de la vessie était bouché par une chair fongueuse. Observation de Chabrol (1550), qui guérit une fille de vingt ans urinant par l'ouraque, en incisant une membrane qui formait l'occlusion du canal de l'urètre, puis en liant le nombril.

6° *Multiplicité des vessies.* On rencontre rarement plusieurs vessies chez l'homme ; cependant Blasius rapporte avoir trouvé une vessie double à l'intérieur formée par une cloison membraneuse épaisse. Chaque cavité avait un uretère.

Molinetti dit avoir trouvé cinq vessies sur une femme, autant de reins et six uretères. La vessie est moins rarement partagée en cellules ; cette disposition n'est pas toujours congéniale. *Voir* Bauhin, Riolan, Collot, Tenon, Deschamps, etc.

7° *Capacité de la vessie.* Elle peut éprouver de très grands changements soit en augmentation ou en diminution. Portal disséquant à Montpellier le cadavre d'une femme de soixante ans, a trouvé la vessie aussi petite qu'une noix, et ne présentant pour ainsi dire point de cavité; les parois n'avaient l'épaisseur que d'un écu de six livres; le col était racorni et semblable à du parchemin brûlé; les reins était livides, leurs vaisseaux gorgés de sang, les uretères très gros et remplis d'urine. On trouve souvent à l'autopsie de gens morts ayant eu des maladies des voies urinaires, la vessie racornie et ne présentant que le volume d'un œuf.

La vessie perd de sa capacité facilement par un état morbide des reins, par une irritation lente et constante, par la présence d'un calcul ou autres corps étrangers déterminant de fréquentes contractions et par toutes les causes qui peuvent ralentir ou troubler la sécrétion de l'urine.

Augmentation de capacité. Le peu de sensibilité de la vessie et la rareté de ses contractions sont les causes ordinaires de sa distention. Dans l'état de santé elle peut contenir en une seule fois depuis un quart de litre jusqu'à un litre. Cette distension a été a telle point d'en imposer pour une Ascite (Semlie, Block). On l'a vue contenir de douze à vingt livres d'urine (Chopart, Haller). Chez les enfants, la vessie est aussi susceptible d'une grande dilatation. Exemple : une petite fille de dix-huit mois qui depuis six jours n'avait uriné, renditpar la sondeun litre d'urine (Saviard). A l'Hotel-Dieu, sous Pelletan, j'ai vu de ces dilatations excessivesproduisant 4 à 5 litres par le cathétérisme; puis la mortpar suite d'une réaction inflammatoire de la vessie. Howsip (Londres 1838) cite une tumeur abdominale pénétrant dans la vessie et déterminantdeshémorrhagiespar l'urètre. Le docteur Mendalgo (Venise 1840) relate une observation de hernie vésicale à travers la ligne blanche par une vessie renversée en offrant les caractères de dégénérescence cancéreuse. Le docteur Lynker de Pyrmont (*Gazette médicale* 1836) rapporte un fait d'anomalie de fonctions vraiment surprenante. Chez une demoiselle de vingt-quatre ans l'excrétion des urines eut lieu par les mamelles, le nombril, les jambes, alternativement, au milieu de graves désordres et pendant plus d'une année. Quand l'urine s'échappait par ces voies inaccoutumées, la vessie ne rendait presque plus de liquides.

Il serait facile de multiplier à l'infini ces exemples d'anomalies, sans citer un seul fait de ressemblance avec ceux déjà relatés.

ALTÉRATIONS PATHOLOGIQUES DE LA VESSIE.

Les altérations pathologiques de la vessie sont si nombreuses, si variées, que vouloir les décrire toutes serait vraiment impossible. Il suffira ici de dire, que ces lésions débutent toujours par une inflammation lente de la membrane muqueuse, qui augmente peu à peu de volume, avec sécrétion plus ou moins abondante d'un mucus que nous avons dit varier dans ses caractères physiques et chimiques. La couleur de cette muqueuse change du rouge léger au rouge foncé, briqueté ou ardoisé. On remarque des granulations nombreuses dans quelques parties de la vessie ou dans sa totalité. Suivant les divers degrés de difficulté dans l'émission des urines, la poche urinaire se développe ou se rétrécit, elle s'épaissit ou se ramollit. L'épaississement est simple ou avec ulcération ; et même le ramollissement arrivé à un certain degré, toute la vessie peut y participer ou la membrane muqueuse seule.

Par suite de vives contractions douloureuses et souvent répétées de la vessie, il se forme des cellules et des poches aux dépens de la membrane muqueuse qui est placée dans les écartements de la membrane musculaire et cède à l'action constante de la pression des urines. Ces cellules acquièrent souvent une capacité assez grande pour loger des calculs, les enchatonner, les enfermer complètement et les rendre impossibles à découvrir par le cathétérisme; ces cellules s'unissent à la membrane celluleuse ou péritonéale par un tissu cellullaire qui devient dense, solide. Ces poches peuvent être perforées par le séjour d'une sonde à demeure quand il y a déjà ramollissement; M. L. A. Mercier que nous avons déjà cité honorablement a prouvé d'une manière incontestable la perforation spontanée chez les vieillards (1836) de ces poches muqueuses, même chez ceux qui n'avaient jamais fait usage de sondes. Ces perforations aboutissent toujours à des abcès formés aux dépens des tissus voisins et quelquefois organisés partiellement en trajet fistuleux. La mort n'arrive pas toujours de suite par suite de ces graves désordres ; mais par inflammation consécutive du péritoine, etc.

Épaississement des parois de la vessie. Cette altération des tissus de la vessie est très fréquente surtout chez les vieillards. Sœmmering en fait un chapitre dans son *Traité des maladies des vieillards.* Chez eux la vessie est toujours petite et racornie ; les parois ont nécessairement une épaisseur plus ou moins considérable. On cite des exemples d'une épaisseur de six, de huit et même neuf lignes, ce qui peut paraître étonnant en comparant l'épaisseur naturelle variant d'une ligne et demie à deux et demie au plus ; mais on a trouvé des vessies ayant jusqu'à deux pouces d'épaisseur, et dont la cavité aurait pu seulement contenir une noix. J'ai fréquemment à l'autopsie rencontré de ces épaississements considérables chez des personnes affectées depuis longtemps de catarrhe chronique, ou de fistules, ou de rétrécissements anciens qui mettaient un grand obstacle au cours des urines ; tous les auteurs anciens et modernes, et les praticiens de nos grandes villes livrés au traitement des maladies des voies urinaires, ont souvent occasion d'en voir des exemples [1].

[1] M. Leroy d'Etiolles, l'un de nos praticiens spéciaux les plus

On conçoit facilement l'augmentation de volume des parois de la vessie, quand elle a perdu beaucoup de sa capacité ; mais quand elle a été très distendue et qu'elle offre en même temps un épaississement de sa tunique, il n'est plus aussi facile de s'en rendre compte, et cependant ces exemples peu fréquents se rencontrent. Morgagni entr'autres en cite plusieurs faits.

Ramollissement de la vessie. Il n'est toujours que l'effet d'une inflammation longue de la vessie et ne survient qu'après des désordres déjà grands dans les voies urinaires Il varie depuis le simple ramollissement avec exfoliation de portions membraneuses jusqu'au putrilage fétide et gangreneux, qui sort en partie avec les urines bourbeuses et leur donne une odeur nauséabonde. Les exemples en sont fréquents chez les vieillards qui ont longtemps souffert de la présence des calculs ou du catarrhe, ou des maladies de l'urètre et de la prostate.

Polypes, *fongus*, *végétations*, kystes avec calculs ou autre matière, tumeurs de diverses grosseurs, de diverses natures, muqueuses, fibreuses, etc., jouant un triste rôle dans les maladies de la vessie, surtout quand ils se développent au pourtour du col vésical et viennent s'opposer à l'issue

distingués, en a présenté à diverses époques plusieurs exemples remarquables à l'Académie de médecine.

des urines en s'appliquant sur l'ouverture de ce col. Elles occasionnent les rétentions d'urine, et quelquefois l'incontinence par regorgement. Je ne ferai ici que les indiquer sans entrer dans leur description [1].

VERS DANS LA VESSIE. — La science possède plusieurs faits incontestables sur l'existence de vers vivants logés dans la vessie de l'homme et de la femme ; ce qu'il y a de certain à ce sujet, c'est que 1° dans chacun de ces cas il y avait une espèce particulière de vers ne ressemblant en aucune façon entr'elles, ni avec les autres espèces qu'on trouve dans les autre régions du corps; 2° que leur présence a déterminé exactement les symptômes de la pierre dans la vessie ; 3° qu'aussitôt leur présence constatée, ils ont été facilement expulsés à l'aide d'in-

[1] La *Gazette des Hôpitaux*, n° 74, 1840, rapporte que M. Velpeau vient, à son hôpital, de faire l'autopsie d'un homme mort à la suite d'une maladie de la prostate prise pour un rétrécissement, dans la vessie duquel on a trouvé un kyste contenant huit calculs pesant ensemble 72 grammes (2 onces 3 gros), sans que le malade ait jamais donné aucun signe de la présence des calculs. Ce fait me rappelle que j'ai déposé au Musée d'anatomie du Val-de-Grâce une pierre murale (1824) pesant au delà de 90 grammes (3 onces), trouvée sur un vétéran mort d'affection de cerveau et qui jamais ne s'était plaint de douleurs en urinant. Singulières anomalies de structure ou plutôt de développement morbide des tissus de la vessie !!! L'aberration ou l'abolition de la sensibilité dans ces deux cas n'est-elle pas au dessus de toute explication? ces faits intéressants pour la science ne sont cependant pas rares.

jections, du cathétérisme et de boissons térébenthinées.

Harvey Campbell (*Journaux américains* 1837) rapporte avoir trouvé des vers rouges, d'un demi pouce de longueur, formés d'un nombre infini d'anneaux cartilagineux, pourvus d'un grand nombre de pattes en deux rangées, très-vivaces, très-durs et très-actifs; trente furent retirés en un mois chez un homme qui éprouvait depuis 4 années des rétentions momentanées d'urine, des douleurs en urinant et dans les derniers temps des rétentions continuelles.

M. Larbaud rapporte que Tulpius, Louis Duret, Amb. Paré en ont vu de ronds, de rouges à plusieurs pieds, d'autres de la forme de sangsues; dernièrement (Juillet 1840) une de nos gazettes médicales rapporte qu'en Amérique on a vu des portions d'un tænia sortir de la vessie, et que le restant de ce ver a été rendu par suite d'injections et de boissons térébenthinées. Des observations constatent que des poils très longs ont été rendus avec des urines.

Animalcules. — La sécrétion muqueuse anormale de la vessie n'est pas plus exempte que les autres produits morbides des muqueuses de ces petits animalcules que la micrographie a fait découvrir depuis peu de temps par les recherches de M. Donné.

Aujourd'hui (dit M. Labat, article *Urine*) que

le microscope est devenu le lorgnon indispensable de tout bon observateur des altérations morbides des organes, ainsi que des produits de leurs sécrétions, la micrographie vient de constater l'existence d'animalcules urinaires dans le cas de catarrhe vésical et de maladie de la prostate. M. Leroy d'Étiolles qui a dernièrement fait part de cette curieuse découverte à l'Académie des sciences (Janvier 1839) a reconnu que ces animalcules microscopiques sont d'autant plus nombreux que l'urine a séjourné plus longtemps dans la vessie.

Ce judicieux praticien, ajoute M. Labat, se demande si ces animalcules sont l'effet ou la cause de la maladie; pour moi, la question n'est pas difficile à répondre; car sans aucun doute ils ne sont ici comme dans le chancre et le mucus de la vaginite (flueurs blanches) que les conséquences de la maladie, son résultat instantané et non sa cause.

CATARRHE DE LA VESSIE.

Synonymie. — Ischurie, Ehtmüller; Ischurie muqueuse, Cullen; Issue de matière muqueuse, Plater; Pyurie visqueuse et muqueuse, Sauvages; Glaires de la vessie, Linnée; Fluxion catarrhale, Lieutaud; Catarrhe, Chopart; Ténesme de la vessie, Barthez; Hémorroïdes blanches, Frédérick Hoffmann; Blennurie, Alibert; Cystite aigue et chronique, cystirrhée, auteurs modernes.

Le catarrhe de la vessie s'observe à peine dans certaines contrées; aussi Hoffmann le regardait-il comme une *maladie extrêmement rare*. Cependant cette affection est souvent très-fréquente, surtout dans les saisons humides et froides. En 1782, elle régna épidémiquement pendant l'automne, au rapport de Dencker, Iunther, Schonbrong, Theden, Chopart, Pinel, Louyer-Villermay, Cabanis, qui tous écrivaient, en 1782, 89, 94, 1806 et 1807, etc.

Cystite. — On donne le nom de Cystite à une inflammation aiguë ou chronique d'une ou de plusieurs des membranes qui entrent dans la composition de la vessie.

Catarrhe vésical. — (Cystite catarrhale ou cystirrhée), est une inflammation aiguë ou chronique de la membrane muqueuse, qui tapisse l'intérieur de la vessie; inflammation communément accompagnée d'une sécrétion plus abondante du mucus qui, dans l'état naturel, lubrifie sans cesse la cavité vésicale.

Catarrhe aigu de la vessie. — Cette maladie, encore assez fréquente, m'entraînerait trop loin de mon sujet, si j'entreprenais sa description, ses causes, son diagnostic et son traitement : elle est assez commune, et facile à reconnaître ; un médecin instruit pourra éprouver des difficultés à la combattre dans certaines circonstances, échouer même; mais il ne pourra jamais dévier dans son traitement tout anti-phlogistique.

CATARRHE CHRONIQUE DE LA VESSIE.

De toutes les infirmités qui viennent accabler la vieillesse, il n'en est pas de plus douloureuse que le catarrhe chronique de la vessie. Cette maladie fait souvent le désespoir des malades et des médecins. Aussi ces derniers ont-ils recherché de tout temps les meilleurs moyens à lui opposer. De nombreux écrits publiés témoignent de leur constante sollicitude que la réussite n'a pas toujours récompensée.

Causes. — Suivant M. Larbaud il faut les distinguer en *causes éloignées*, *causes prédisposantes*, et *causes déterminantes*. Cette disposition, quoiqu'ancienne, n'en est pas moins le fruit de l'observation des faits et de l'expérience.

Causes éloignées. Le catarrhe aigu, la blennorrhagie, le rétrécissement de l'urètre (celle-ci est une des causes les plus fréquentes), l'engorgement de la prostate, la compression exercée sur une tumeur externe ou développée dans le périnée.

Causes prédisposantes. Atonie, ou trop grande susceptibilité de la vessie.

Causes déterminantes. La diminution subite de la transpiration, des calculs, ou des corps étrangers dans la vessie, la présence d'une sonde, ou de bougies laissées à demeure ou introduites trop avant dans la cavité de cet organe; la suppression des hémorrhoïdes, les excès dans les boissons ou plutôt avec les femmes. Le catarrhe chronique attaque facilement les personnes âgées, atteintes de dartres; les vieillards sujets aux rhumatismes, à la goutte, aux coliques néphrétiques, à la dysurie, provenant de quelque lésion organique de la glande prostate, ou du canal de l'urètre, par suite d'uréthrites multipliées, négligées ou maltraitées; les individus dont la vessie est frappée d'une paralysie complète ou partielle, l'abus des diurétiques, etc., etc., etc.

Aux causes énoncées ci-dessus, il faut ajouter l'opération de la lithotritie avec de gros instruments et exigeant un grand nombre de séances. La vessie déjà longtemps irritée par la présence d'un calcul, est prédisposée à l'inflammation catarrhale qui se développe le plus souvent pendant ou immédiatement après les opérations terminées pour durer longtemps ou toujours chez les personnes âgées. Effet réel, facile à concevoir, et cependant qui pourrait paraître bizarre quand on voit tous les jours de vieux catarrhes entretenus par la présence de la pierre se dissiper entièrement par la soustraction seule de la cause.

Actuellement que la lithrotitie ne s'opère plus avec la pince à trois branches, grâce à l'invention du brise-pierre Heurteloup, si bien perfectionné en dernier lieu par Charrières, cette opération ne figurera que très-rarement parmi les causes du catarrhe chronique vésical.

Une division bien exacte des causes ne pourra jamais se faire, puisqu'alternativement une partie de ces causes peuvent devenir prédisposantes et même déterminantes.

On conçoit facilement comment ces causes agissent directement sur l'organe urinaire, sans être obligé d'en donner une longue explication.

Le catarrhe de la vessie est assez fréquent chez

les hommes de moyen âge, surtout parmi ceux qui sont atteints de rétrécissements anciens de l'urètre. Les hommes de cabinet et les joueurs sont les plus prédisposés à cette maladie grave, parce qu'au milieu de leurs préoccupations ils oublient souvent de satisfaire un besoin d'uriner ; que la vessie longtemps distendue par le séjour prolongé de l'urine, se fatigue, s'irrite et s'enflamme ; l'inflammation est alors d'autant plus difficile à guérir que cet état de réplétion a été plus souvent répété [1].

Aussi le catarrhe de vessie, malgré les soins les mieux combinés, le talent d'un médecin instruit, passe-t-il fréquemment à l'état chronique sous l'influence de beaucoup de causes morales ou physiques inutiles à énumérer.

Symptômes. — 1er *degré*. — Mais cet état chronique si désagréable et si incommode pour les malades, que nous avons dit être souvent la suite d'une Cystite aiguë (inflammation franche de la vessie) qui ne s'est pas terminée peu à peu par la suppression du mucus plus ou moins abondant sécrété par la membrane muqueuse vésicale, et rendue avec les urines, peut se développer sans avoir été précédé de symptômes inflammatoires bien manifestes et revêtir dès son début le caractère de chronicité.

[1] Le catarrhe chronique de la vessie est assez rare chez les femmes, et ne se montre que dans un âge avancé ; mais une autre maladie le remplace, c'est le catarrhe utérin.

Dans ce cas la douleur est à peine sensible : c'est plutôt un véritable sentiment de gêne qui se renouvelle souvent et augmente peu à peu en forçant les malades à vider leur vessie plus fréquemment; les urines commencent à charrier des mucosités plus abondantes, mais qui augmentent de quantité progressivement. Des douleurs réelles ne tardent pas à se faire sentir, soit dans l'émission des urines, soit dans les effets pour aller à la garde-robe. Ces douleurs se perçoivent dans la vessie, à l'extrémité de l'urètre avant et pendant l'émission de l'urine. Les mucosités prennent le caractère de celles propres au catarrhe chronique, suite de l'inflammation aiguë; c'est-à-dire que l'urine, rarement acide, le plus souvent alcalescente, même lorsqu'elle vient d'être rendue et qu'elle conserve encore sa température naturelle, dépose, à mesure qu'elle refroidit, une humeur muqueuse, dont la quatité augmente progressivement et offre souvent des caractères différents.

2e *degré*.—Ainsi, ces mucosités forment des espèces de filaments glaireux qui d'abord restent suspendus au milieu de l'urine, et qui bientôt après se déposent au fond du vase sous l'apparence de matière grisâtre ou blanchâtre, collante, tenace, plus ou moins abondante, communément inodore ; bientôt ensuite ce sont des flocons glaireux, blanchâtres, alongés, qui s'échappent du canal après l'émission des urines; d'autres fois encore ce sont des mucosités épaisses, verdâtres, filantes, adhérant facilement au parois des vases, et dont la couleur et surtout la quantité marquent le degré de cette maladie douloureuse, attestant les ravages qu'elle a pu faire dans la vessie, principalement quand elles ont pris un caractère purulent. Si le mucus est épais et abondant, il exige des efforts, et l'action puissante des muscles abdominaux et autres congénères; et quand il obstrue le canal, il occasionne la rétention d'urine. Une chaleur âcre se fait sentir dans la vessie pendant l'émission des urines, disparaît ensuite pour reparaître à mesure qu'elle est sécrétée de nouveau. Ces mucosités deviennent souvent si considérables, que Chopart, Sœmmering et autres, relatent qu'elles égalent la quatrième partie de l'urine, quelquefois le tiers ou la moitié du total rendu. Ce fait est souvent malheureusement observé par les praticiens spéciaux des maladies des voies urinaires, français et étrangers, dans les hôpitaux civils, les maisons d'invalides, etc.

3e *degré*. — « Quand l'humeur muqueuse est mêlée de pus qui provient d'ulcérations des reins, de la vessie, elle est peu abondante; elle est grisâtre, jaunâtre, quelquefois avec des filets sanguinolents; elle se dépose lentement, se mêle et se délaye facilement avec de l'urine et dans l'eau; elle est ténue, peu visqueuse, facile à diviser et souvent fétide ; elle fournit peu de flocons dans l'eau chaude, et ne se coagule pas par l'ébulition ; elle approche du pus séreux, putride, et n'en diffère que par une viscosité apparente. D'ailleurs les symptômes qui accompagnent cette excrétion, comme la fièvre, les douleurs, l'amaigrissement et même le marasme annoncent la purulence de cette matière. » (Chopart.)

Assez ordinairement encore le mucus rendu avec les urines devenues troubles et bourbeuses, se dépose au fond du vase sous l'aspect de matière blanche, caillebottée et abondante ; chez les hommes de cabinet et chez les vieillards, la maladie débute souvent de cette manière suivant leur degré d'irritabilité. L'issue des mucosités en est le premier symptôme. Des désordres organiques de toute espèce surviennent dans les voies urinaires ; des ulcères, des fistules, des crevasses, des indurations, des ramollissements, des perforations, etc., etc.

Quel que soit le mode de développement du catarrhe chronique de la vessie, il est des malades qui en sont peu incommodés, qui continuent sans éprouver de gêne à s'occuper de leurs affaires et conservent longtemps leurs forces et l'apparence d'une belle santé. Aussi rien n'est-il certain pour la durée de cette maladie, que quelques malades gardent longtemps sans en éprouver de graves incommodités.

« L'excrétion abondante de la mucosité pure ou simple de la vessie par la voie des urines, n'altère point autant les forces du corps, que celle du mucus purulent ou mêlé de pus. Les malades supportent mieux la perte de cette mucosité, quoiqu'elle soit plus grande ; ils maigrissent sans avoir les accidents du marasme ; ils n'ont ni fièvre lente, ni douleurs continues dans les voies urinaires, n'éprouvent d'incommodité que lors de l'excrétion des urines. » (Chopart.)

Mais s'il existe des malades dont les fonctions et la santé paraissent peu troublées par les progrès de cette maladie, il en est d'autres chez lesquels elle prend un développement plus rapide et plus grave ; en peu d'années on leur voit perdre leurs forces et leur embonpoint. La douleur dans la région du bas-ventre devient plus vive, des accès fébriles surviennent de temps à autre ; puis la fièvre prend un caractère régulier, se montre surtout le soir, les mucosités augmentent de quantité, et changent de nature et de couleur ; les urines deviennent ammoniacales, fétides, troubles, épaisses ; toutes les fonctions se dérangent, le dépérissement général fait de rapides progrès, le moral s'affaiblit à mesure qu'augmentent les souffrances physiques. Bientôt une fièvre de consomption et de résorption se déclare et les malades tombés dans le marasme succombent, minés par des douleurs vives, lancinantes et continuelles.

Il est encore une autre espèce de matière blanche, crayeuse, non muqueuse, sans odeur, qui se dépose facilement, mais ne se coagule pas au fond du vase, qui, laissée à l'air libre, se dessèche et se réduit en poudre. Cette matière provient des reins et non de la vessie. Les malades qui la rendent ont quelquefois des douleurs dans les reins; mais ne souffrent pas de la vessie. J'ai eu occasion d'en recueillir quelques observations.

PRONOSTIC.

D'après ce qui est relaté ci-dessus, on doit être nécessairement disposé à porter un pronostic fâcheux sur le catarrhe chronique de la vessie, surtout lorsqu'il existe depuis longtemps. Cependant, il ne faut se hasarder à prononcer un arrêt sévère sur les conséquences de cette affection grave en elle-même, qu'après avoir étudié avec soin la constitution du malade, son âge, sa vie hygiénique, ses habitudes, l'ancienneté de la maladie, le produit des sécrétions de la membrane muqueuse, les souffrances du malade, les complications de l'affection catarrhale, etc., etc. En effet, le pronostic variera beaucoup et deviendra, dans un assez grand nombre de circonstances, moins grave et plus rassurant. Il est certain que les ressources de l'art sont plus étendues actuellement, qu'on améliore plus souvent la position des malades et qu'on guérit plus d'affections catarrhales de la vessie que dans les temps qui nous ont précédés.

INCURABILITÉ DU CATARRHE CHRONIQUE VÉSICAL.

Si l'on consulte les auteurs les plus recommandables qui se sont fait remarquer par leurs écrits sur cette maladie, on les trouve, d'un commun accord, déclarer le catarrhe chronique incurable.

Hippocrate portait un pronostic fâcheux sur le catarrhe des personnes âgées ou débiles : *Renum et vesicæ dolores difficulter sanantur in senibus. Aphor.* VI. *p.* 6. Arétée de Cappadoce avait aussi écrit : *Nullus vesicæ morborum est placidus.*

Chopart, avant 1790, le déclara hors des ressources de l'art, tout en ajoutant que la sécrétion muqueuse abondante n'altère pas les forces comme celle de mucosité purulente.

Desault partage la même opinion. Lassus, (1803), déclare cette maladie incurable; Richerand la regarde comme très-rebelle et le plus souvent incurable ; Pinel écrit qu'elle est au-dessus des ressources de l'art; Boyer lui assigne une durée fort longue et prédit son incurabilité.

L'incurabilité du catarrhe de la vessie, lorsqu'il date depuis plusieurs années, est une chose tellement établie en médecine, qu'il est difficile de faire revenir de cette erreur la plupart des médecins instruits.

M. Larbaud, auteur d'un *Traité sur le catarrhe de la vessie* (1812), est le premier des écrivains qui soit le plus consolant pour les malades. Guidé par une longue pratique à l'Hôtel-Dieu de Paris où il puisa, sous Desault, Pelletan et Bichat, les vrais principes de l'art de sonder et de traiter les maladies de vessie, il acquit bientôt en ville une réputation justement méritée, et son livre n'est que le résultat d'une étude spéciale. Ce médecin judicieux divise, avons-nous déjà dit, le catarrhe chronique en trois degrés, et il démontre que par *un traitement local bien approprié* à la sensibilité de la vessie et un traitement général autant hygiénique que médicamenteux on peut sauver un grand nombre de malades, quand la maladie n'a pas atteint le troisième degré, et que de graves complications ne viennent pas s'opposer à l'effet des moyens employés.

Son travail, utile à la science, a souvent servi de base aux utiles conseils répandus dans les divers articles des Dictionnaires de médecine qui se sont succédés; mais la méthode des injections n'a pas pris faveur. J'ai été à même de vérifier que la plupart de nos chirurgiens modernes jouissant d'une réputation méritée dans le traitement des affections de vessie, ne se servaient de ce moyen que pour laver la vessie dans les opérations qu'ils pratiquaient, et non comme un moyen curatif du catarrhe chronique de la vessie.

Sœmmering, d'illustre mémoire, dans son *Traité des maladies de vessie et de l'urètre chez le vieillard*, partage une partie des opinions de M. Larbaud, qu'il cite plusieurs fois avec honneur, préconise en diverses parties de son livre les injections et cite les auteurs qui, en plusieurs circonstances et à différentes époques, les avaient employées avec succès. Déjà, dans mon *Opuscule sur l'incontinence d'urine*, j'ai relaté tout ce qui y avait trait.

Cet auteur dit positivement « que le catarrhe vésical diminue d'intensité sous l'influence d'un régime sage, mais que les vieillards qui en sont atteints, sont assez sujets aux récidives et conservent cette maladie jusqu'à la fin de leurs jours. »

CURABILITÉ DU CATARRHE CHRONIQUE DE LA VESSIE.

On vient de voir que déjà les travaux de Sœmmering et de M. Larbaud faisaient connaître avec certitude que par un traitement combiné de l'affection locale avec un traitement général, on pouvait arracher un assez grand nombre de victimes à la mort, et prolonger l'existence de ceux atteints de cette maladie au 3e degré. Le raisonnement vient à l'appui de l'expérience et détruit l'opinion faussement établie que le catarrhe chronique de la vessie, datant de quelques années, est incurable.

Pourquoi la vessie ne jouirait-elle pas des mêmes avantages que toutes les autres membranes muqueuses? Ne voit-on pas ces mêmes membranes être pendant de longues années le siége d'une inflammation chronique, et cependant être débarrassées de ces affections graves qui avaient longtemps compromis l'existence du malade? Ne rencontre-t-on pas de ces altérations de la muqueuse pulmonaire, devenues tellement sérieuses, qu'elles simulent la phthysie pulmonaire, en offrent tous les symptômes apparens, jusqu'à la sécrétion mucoso-purulente, et qui cependant se terminent heureusement, quand un médecin habile a pu trouver les modifications capables de faire changer cet état désespérant? Le tube digestif et ses annexes, n'offre-t-il pas des exemples nombreux d'inflammations chroniques plus ou moins anciennes, ayant compromis la vie des individus au point de les réduire au dernier degré de marasme, et cependant guérir radicalement?

Ces faits prouvent donc évidemment que chez certains sujets bien organisés, les membranes muqueuses malades peuvent, pendant de longues années, être en proie à une inflammation, résister à la désorganisation et revenir à leur état normal.

Pourquoi la vessie ne présenterait-elle pas les

mêmes phénomènes? Ne jouit-elle pas de la même organisation, des mêmes propriétés, de la même vitalité? Pourquoi, comme les autres organes de l'économie, ne pourrait-elle longtemps résister aux lésions organiques, et revenir à son état primitif par un traitement rationnel approprié et bien secondé pour un malade sage et prudent animé du vif désir de recouvrer la santé? J'ai vu nombre de malades âgés traités par des médecins instruits et spéciaux, déclarés incurables, porteurs de lésions organiques, présenter des sécrétions mucoso-purulentes abondantes, du pus même, des envies fréquentes d'uriner, de vives douleurs, et cependant obtenir une guérison radicale par le seul bienfait de la méthode des injections employées avec constance et patience et variées suivant les indications.

C'est donc une erreur très-grande de déclarer le catarrhe chronique des vieillards incurable; car en médecine on ne peut porter un pronostic ayant un certain degré de certitude que sur une réunion assez nombreuse de signes; nous ne pouvons juger d'une manière absolue les altérations organiques des viscères situés profondément, et les déclarer hors des ressources de l'art sans nous exposer à prononcer souvent un faux jugement; il est donc prudent, avant de décider la question si importante et si grave de l'incurabilité, de recourir à tous les moyens que la médecine nous offre pour s'assurer si réellement une maladie est ou n'est pas curable.

Le catarrhe chronique de la vessie, même ancien, caractérisé par une abondante sécrétion muco-purulente est tellement curable, que j'ai vu chez un vieillard de quatre-vingts ans, qui n'urinait qu'avec douleur et ne vidait jamais sa vessie, la sécrétion se supprimer peu à peu par le seul bienfait des sondes métalliques *Mayor*, introduites régulièrement quatre fois dans les vingt-quatre heures pour vider la vessie.

La sécrétion muqueuse et surtout celle muco-purulente peuvent exister longtemps sans être pour cela un signe d'altération profonde et de désorganisation certaine. La muqueuse qui tapisse la vessie peut être épaissie, hypertrophiée, enflammée chroniquement, ulcérée même et sécréter, par cela seul que ses vaisseaux de tous genres sont augmentés de volume, une grande quantité de mucus plus ou moins vicié, offrant les caractères les plus proches d'un pus de mauvaise nature, sans pour cela être désorganisée. Sans doute cet état morbide est sérieux, dangereux même; mais il laisse l'espérance d'une guérison quand les annexes de la vessie ne viennent pas, par de graves altérations, rendre le catarrhe chronique incurable. J'ai déjà vu un si grand nombre de ces malades, dans des positions réellement critiques et dangereuses, surmonter la gravité des accidents par un traitement local approprié et secondé par un traitement général convenable, que je ne regarde plus cette sécrétion abondante comme un signe d'altération incurable des organes. Je ne me décide à prononcer un pronostic fâcheux qu'après avoir, pendant un certain temps, essayé infructueusement un traitement convenable et avoir étudié suffisamment les phénomènes journaliers qui se succèdent.

Erreur sur l'introduction des liquides dans la vessie. Une autre erreur existe encore parmi la plupart des médecins : la crainte d'introduire des liquides de diverses natures dans la vessie, fondée sur la grande susceptibilité de cet organe, et de développer ainsi des accidents funestes qui mettent la vie des malades en danger. Quelques mots d'explication suffiront pour faire dissiper ces craintes qui n'ont pas été sans fondement et qu'on croit exagérées.

La vessie à l'état normal admet facilement une injection d'eau ou d'un liquide émollient, garde ce liquide sans qu'aucun trouble ne soit produit, pourvu que l'injection ne dépasse pas 60 à 120 grammes (2 à 4 onces).

La vessie est-elle en proie à une cystite aiguë, les injections ne peuvent être supportées. La présence d'un liquide émollient en petite quantité et à la plus douce température, cause dans cet organe enflammé et fortement contracté des douleurs affreuses; vouloir insister, serait au détriment du malade dont on aggraverait la maladie. Ce n'est qu'après la première période de cette inflammation, lorsque la contraction de la poche urinaire commence à cesser, que de légères injections peuvent être supportées avec quelqu'avantage.

La vessie est-elle atteinte d'une inflammation chronique, tantôt sa sensibilité est augmentée, d'autres fois elle est diminuée. Aussi doit-on alors tâter sa susceptibilité pour la qualité et la quantité du liquide à injecter; car souvent elle n'en admet au début qu'une très-petite quantité; on doit donc l'habituer à recevoir les injections dans une plus grande proportion en augmentant peu à peu la quantité du liquide. La vessie contracte ainsi l'habitude de conserver l'injection depuis vingt minutes jusqu'à deux à trois heures, en ayant soin de n'introduire pas au-delà de 4 onces de liquide.

En procédant ainsi, jamais on aura à redouter aucun accident sérieux qui puisse aggraver la maladie ou compromettre l'existence du malade.

Mais que les praticiens timorés se rassurent sur l'emploi des injections; il est de certains cas pathologiques où la vessie supporte comme l'estomac l'injection ou l'introduction des liquides les plus astringents, des toniques puissants et des médicaments doués d'une activité très-grande.

J'en ai donné des preuves irrécusables dans mon *Traité de l'incontinence d'urine*, en citant des observations publiées sur le pissement de sang dans lesquelles le quinquina, le tanin, l'eau à la glace en injection ont fait cesser des accidens mortels, sans qu'aucnn symptôme dangereux de réaction ne soit survenu. Il se présente dans les maladies des voies urinaires des accidents tellement dangereux (les hémorrhagies par exemple) que, pour les arrêter, il ne faut pas balancer, ni tergiverser sur les moyens à employer. Il faut en proportionner l'activité au danger même que court le malade; et dût-on ne pas réussir, il faut mettre en pratique cet aphorisme d'Hippocrate : *Melius anceps quam nullum*. Mieux vaut tenter un moyen douteux, que de ne rien faire.

La suppression de l'écoulement muqueux ou mucoso-purulent abondant, est-il préjudiciable à la vie du malade? Tarir l'écoulement muqueux de la vessie est-il préjudiciable aux malades? Le supprimer entièrement peut-il entraîner des accidents graves?

Ces deux questions peuvent se résoudre par la négative, et l'expérience prouve que la suppression d'une évacuation contre nature, qui, par sa qualité et sa quantité, altère la constitution, sera toujours un bienfait pour les malades souffrant de cette maladie. Cependant, il est une règle que la prudence commande, c'est de ne pas faire cesser subitement une sécrétion devenue habituelle, et si l'on peut y parvenir, il ne faut le faire que lentement et graduellement. Ainsi, si le catarrhe chronique n'a pas encore une longue existence, qu'il existe chez des personnes âgées, douées d'une excitabilité peu marquée, dont la vessie souffre peu d'une sécrétion abondante, la suppression ne pourra entraîner aucune suite fâcheuse. Nous en donnerons pour exemple les huit malades chez lesquels M. Souchier de Romans obtint facilement la guérison par l'injection du baume de copahu à hautes doses (deux onces chaque fois). Mais quand le catarrhe existe chez des personnes irritables, susceptibles, dont la vessie surexcitée annonce un état habituel de souffrance, il faudra bien se garder de vouloir, par une médication trop active, débarrasser cet organe d'une sécrétion abondante. On s'exposerait à faire courir inévitablement de grands dangers aux malades. Le traitement local, alors, doit être doux et lent, se prolonger et varier suivant les circonstances. Il sera aidé par le traitement général basé sur les règles d'hygiène et l'observation attentive des phénomènes qui se présenteront. Cependant, j'ai vu cette suppression avoir lieu presque instantanément chez un jeune sujet, il est vrai, (18 ans) atteint d'un catarrhe vésical avec sécrétion muqueuse abondante depuis dix-huit mois, par la cautérisation de la vessie, procédé de M. Lallemand, sans qu'il en soit résulté aucun accident.

TRAITEMENT DU CATARRHE CHRONIQUE DE LA VESSIE.

Le traitement du catarrhe chronique de la vessie, d'après les données établies plus haut, ne peut donc plus être basé seulement sur l'emploi des moyens hygiéniques et des moyens thérapeutiques internes et externes. Il faut actuellement que le cercle des voies de guérison s'est étendu, y ajouter *le traitement local par les injections*, et un nouveau moyen préconisé par M. Lallemand de Montpellier, *la cautérisation instantanée de la vessie*, dont on retire chaque jour de nouveaux succès dans les catarrhes, même anciens, et pour lesquels on craignait une issue funeste.

La médecine, quand elle n'a pu parvenir à empêcher la mutation de l'état aigu à l'état chronique doit toujours chercher les moyens les plus avantageux pour enrayer les progrès de cette grave affection. Lorsqu'on ne reconnaît aucune cause matérielle (telle que tumeurs polypeuses, engorgement de la prostate, calculs, rétrécissement du canal, etc.), il faut recourir à tous les moyens que l'hygiène, le régime et le changement d'habitudes et d'habitation peuvent offrir. Aussi doit-on poser en règle générale. Le catarrhe est-il encore au premier dégré, c'est-à-dire peu ancien, sans altération de tissus? l'éloignement des causes qui l'ont produit est le premier moyen à employer : ainsi est-il produit par la vie sédentaire, l'habitation dans les lieux humides, la contention habituelle de l'esprit, les affections tristes de l'âme; on doit conseiller les frictions sèches, les sudorifiques, de légers amers, l'habitation dans des lieux élevés, la dissipation, l'exercice du corps, les voyages, etc., etc. Le catarrhe est-il la suite de l'abus des diurétiques, des alcooliques, ou d'autres excès de ce genre? il faudra mettre en usage les boissons calmantes, les bains généraux et locaux et surtout les injections adoucissantes faites dans la vessie.

Si le catarrhe est au deuxième degré, on ne retire plus le même avantage en s'appliquant à combattre les causes; il en est de même quand la maladie est ancienne; car alors elle n'est plus seulement entretenue par les effets de telle ou telle cause, mais par les lésions qu'elle a produites, non-seulement dans la vessie, mais encore dans l'appareil urinaire et dans toute l'économie.

Quand (dit M. Larbaud) on ne peut plus se diriger par la connaissance des causes pour faire le choix des moyens curatifs, l'on ne saurait trop s'appliquer à connaître les effets de la maladie. Ce sont de nouvelles causes qu'il faut nécessairement combattre en même temps que l'on agit contre elle ; car à quoi serviraient les remèdes employés pour le détruire si on laissait subsister des altérations qui l'entretiennent ? Quel succès pourrait-on en espérer si on négligeait de ranimer les fonctions de l'estomac, la transpiration ? etc., etc.

En général, les conseils n'ont jamais manqué. S'ils ont été fréquemment d'une utilité remarquable, s'ils ont aidé à produire des cures certaines, ils ont aussi malheureusement échoué, soit que les malades indociles ne les aient pas mis en pratique, soit que des circonstances impérieuses les aient forcés de les négliger, soit enfin que ces conseils aient été insuffisants.

Force a été alors de recourir aux agens pharmaceutiques, et leur multiplicité atteste que souvent ils ont été infructueux. En effet, beaucoup de moyens ont été préconisés sans un succès plus marqué en faveur des uns que des autres : ainsi, les eaux thermales, les baumes, les délayants, les bains simples et composés, les rubéfiants, les astringents, les amers, etc., sont-ils rangés également au nombre des moyens curatifs.

J'offre ici un tableau des principaux moyens employés jusqu'à ce jour dans le traitement du catarrhe de la vessie.

MOYENS INTERNES.

1. Ammonium sulfuratum. Brown et Huffeland.
2. Teinture de cantharides. Plater, Griewfield, Stentzch, C. Broussais, 1835.

3. Térébenthines sous toutes les formes.	Thaler, Clarion, Dupuytren, 1822, Mélin, 1834 et 1836.
4. Opium.	Barthez, Brachet, Fodéré, Sœmmering, 1822.
5. Bourgeons de sapins. . .	Franck, Traper, 1822.
6. Calomel et soufre. . . .	Pitschaft, Simon.
7. Calomel et opium. . . .	Richter, 1806.
8. Aconit.	Signorini, 1837.
9. Antiphlogistiques. . . .	Odier, 1803, Lagneau et autres, Sœmmering, 1822, Signorini, 1837.
10. Gomme ammoniaque. .	Stako.
11. Quinquina et cachou. .	Taler, 1822, Grashuys.
12. Kino-gomme.	Voigtel.
13. Carbonate de magnésie.	Alquin, 1829.
14. Alun.	Sœmmering, 1822, Arhneimer, Selle, 1833, Devergie, 1826.
15. Bains sulfureux.	Bordeu, 1805, de Braw, 1817.
16. Copahu en lavements. .	Bretonneau, Ribes, Delpech, Straëm.
17. Copahu à l'intérieur. . .	Cumin, Barbier, Chrestien, Delpech, Alibert, Jourdan, Souchier.
18. Sel ammoniac.	Büthener, Most, Werneck, Clarus, Fischer, 1833, 1834.
19. Huile de térébenthine. .	Clarion, 1834.
20. Ferrugineux.	Larbaud, 1812, Sœmmering, 1822, Cruveilhier, 1812.
21. Diosma-crénata.	Jonhson.
22. Tabac.	Kopp.
23. Ciguë.	Valentin, 1804, Sœmmering, 1822.

24. Jusquiame. . . . . Nauche, 1810, Sœmmering, 1822.
25. Amers. . . . . Larbaud, 1812.
26. Laxatifs. . . . . Larbaud et autres.
27. Garance et camphre. . . Bruckmann.

MOYENS EXTERNES.

FRICTIONS sur l'hypogastre (bas-ventre) avec

1. Pommade stibiée. . . .	Boyer, 1824, Birckel, 1833.
2. Onguent mercuriel. . .	Richter, 1806, Sœmmering, 1822.
3. Liniment volatil camphré.	Schmith.
Liniment cantharidé. . . .	Médoro, 1838.
VÉSICATOIRES sur le bas-ventre, au périnée, aux cuisses, sur les reins.	Boyer, 1820, Dupuytren, 1831, Birkel, 1835, Devergie, 1839.
SÉTON sur l'hypogastre et au périnée.	Trimpel, Sœmmering, 1822, Roux, etc.
INJECTIONS	
Adoucissantes.	Larbaud, 1812, Renauldin, 1813, Gilckrist et Lind, Sœmmering, 1822, A. Paré.
Emollientes.	Civiale, 1829, Brodie, 1835, L. A. Mercier '1834, Devergie, 1835.
Toniques et excitantes. . .	Larbaud, 1812, Civiale, 1829, Devergie, 1837, Jesse, Werlof, Troja.
Narcotiques.	Devergie, 1833.
Acide nitrique par goutte.	Brodie 1835.
Eau végéto-minérale. . . .	Goulard, 1786, Chopart, 1787.

Teinture de cantharides..	Devergie, 1836.
Baume de copahu......	Souchier, 1834, Devergie, 1836, Leroy d'Étiolles.
Eau de goudron........	Dupuytren, 1831.
Eau de Barèges, Balaruc..	Chopart, 1787, Larbaud, 1812.
Calomel...............	Bretonneau, 1822.
Nitrate d'argent........	Bretonneau, Lallemand, 1827, Serres, 1839, Devergie, 1837.
Eau aiguisée de potasse. { La sonde à double courant.	Jules Cloquet, 1822, Godard, 1827.
Deuto-chlorure de mercure................	Trousseau, 1836.
Cautérisation vésicale...	Lallemand, 1836, Labat, 1837, Devergie, 1839.

Parmi tous ces moyens, on remarque en première ligne la série des médicaments balsamiques. Depuis longues années l'observation avait appris l'action stimulante des térébenthinacées sur l'économie, et plus particulièrement sur les membranes muqueuses. Les baumes et les préparations dans lesquelles entraient les térébenthines jouèrent pendant longtemps un grand rôle dans les maladies de poitrine et des organes génito-urinaires. La principale indication qu'on leur attribuait était de guérir les ulcères intérieurs. Aussi les appelait-on le *baume des viscères*, l'*âme des reins et des organes génitaux*. De là l'emploi fréquent et immodéré de ces substances contre la phthisie, contre les catarrhes chroniques pulmonaires, vésicaux et urétraux.

Les progrès successifs de la médecine datant de l'école des Bichat, Pinel et Chaussier; l'heureuse influence de la doctrine physiologique de Broussais, ont amené, il est vrai, une salutaire réforme dans cette thérapeutique incendiaire, mal coordonnée et souvent plus pernicieuse qu'utile. Cette réforme a sans doute été poussée trop loin, mais elle a fait justice d'une infinité de préparations actuellement abandonnées [1].

Néanmoins, cette grande et utile réforme n'a pas fait perdre de vue l'utilité des baumes et des térébenthines. Le baume de Copahu et la térébenthine de Venise ou de Strasbourg sont au pre-

[1] Bichat, d'illustre mémoire, était tellement pénétré de la nécessité d'une réforme générale, en matière médicale et en thérapeutique, qu'il écrivait « notre matière médicale est un incohérent assemblage d'opinions elles-mêmes incohérentes ; elle est peut-être de toutes les sciences physiologiques celle où se peignent le mieux les travers de l'esprit humain. Que dis-je? ce n'est point une science pour un esprit méthodique, *c'est un ensemble informe d'idées inexactes, d'observations souvent puériles, de moyens illusoires, de formules aussi bizarrement conçues que fastidieusement assemblées.*

On peut, sans craindre de se tromper, se demander : sommes-nous en 1840 beaucoup plus avancés et plus éclairés, quand nos formulaires les plus nouveaux, qui pullulent de tous les côtés dans cette année de grâce, contiennent une si grande quantité de formules pour une seule maladie? il en est un, par exemple, qui donne 132 à 140 formules pour guérir la maladie vénérienne!!! Cette richesse n'était-elle pas un signe de pauvreté, quand surtout on entend répéter partout : *Le Mercure est le vrai spécifique de la syphilis!!!* Risum teneatis.

mier rang. Ces substances ont une action spéciale sur les membranes muqueuses, où elles produisent une surexcitation assez vive. Introduites dans l'estomac et dans les intestins, elles y déterminent, suivant la force, le tempérament et l'idiosyncrasie des malades, des nausées, des coliques, des purgations ; elles excitent aussi la muqueuse bronchique et celle des voies urinaires.

Si l'emploi modéré de ces médicaments à l'intérieur offre chez un certain nombre de sujets des avantages réels et incontestables, il n'est malheureusement que trop vrai que chez beaucoup d'autres il détermine des accidents. Parmi les inconvénients de les administrer, on a remarqué celui d'être pris avec une grande répugnance, ou d'être souvent difficilement supportés par l'estomac, et d'exciter une exacerbation dans les symptômes, qui force fréquemment d'en suspendre l'usage. La térébenthine cuite n'ayant pas, comme le copahu, une odeur qui provoque souvent des nausées et des vomissements, est restée plus en vogue contre les affections de la vessie ; mais à cet état elle jouit de moins de propriétés que la térébenthine pure, et l'effet en devient souvent nul.

Pour ne pas se priver des avantages attachés à l'emploi de ces deux espèces de médicaments contre les maladies de la vessie et de l'urètre, on les a prescrits en injections dans le rectum, quand l'estomac ne les pouvait supporter, ou bien on a cherché à leur enlever ce qu'ils ont de répugnant à l'odorat et au goût. Mais leur efficacité n'étant pas aussi marquée à l'égard des maladies de vessie, que contre celles de l'urètre, on a dû tenter une autre série de moyens pour la cure des premières : je veux parler de l'action directe des médicaments introduits dans la vessie même.

INJECTIONS VÉSICALES.

Engagé dans cette question, je débute par elle comme jouant un rôle principal dans les maladies des voies urinaires. Bien qu'à diverses époques quelques médecins aient songé à l'utilité qu'on pourrait tirer de ce mode de traitement, l'essai paraît en avoir été fait rarement, du moins à en juger par le peu de preuves qu'on trouve de sa mise en pratique. Chopart semble être le premier en France (1787) qui l'ait conseillé, non comme traitement spécial, mais comme moyen exceptionnel. Il déclare même que dans la paralysie de vessie, *ces injections ne sont nécessaires que pour laver cet organe*. Il paraît avoir ignoré ce que ses prédécesseurs avaient écrit sur cet excellent moyen thérapeutique; cependant dans des catarrhes chroniques, il commença par des injections d'eau d'orge coupée, ensuite avec l'eau de Barèges. Il alla plus loin, puisque chez un vieillard de soixante-quinze ans épuisé par une sécrétion trop abondante de mucus, il pratiqua des injections d'eau blanche (végéto-minérale). La quantité de mucus diminua considérablement, et le malade vit son existence prolongée au-delà de deux années.

L'exemple de Chopart semble avoir été oublié pendant longtemps; car en recherchant avec exactitude les auteurs qui parlent des injections soit dans l'incontinence d'urine, soit dans le catarrhe aigu ou chronique de la vessie, je n'ai trouvé que Goulard (1786), qui injecta de l'eau végéto-minérale; puis Foot (1804), qui se servit de l'eau froide et de l'eau de chaux. Il faut alors arriver à M. Larbaud (1812), ensuite à Sœmmering (1822), et aux autres écrivains relatés dans mon opuscule *Incontinence d'urine chez l'enfant, l'adulte et le vieillard* (*janvier* 1840). Sœmmering dit positivement : « *Les moyens locaux doivent composer le traitement des maladies de vessie, dans un grand nombre de circonstances.* »

Au milieu des nombreux auteurs qu'il cite, il relate les succès obtenus par Paul d'Egine, par Amb. Paré, Gilchrist, Lind, Fost, Jesse, Werlof, Deschamps, Goulard, Troja, Chopart, Larbaud, etc., etc.; dans diverses maladies de la vessie, les moyens ont été variés suivant les circonstances, depuis les émollients les plus doux, les narcotiques les plus actifs, jusqu'aux astringens ou aux toniques les plus puissants. Ce n'est que depuis peu de temps que les médecins praticiens français ont tenté de nouveau quelques essais de médicaments plus actifs que l'eau de Barèges et l'eau végéto-minérale. Sous le rapport de l'espèce d'injections dont il s'agit, M. J. Cloquet, en donnant à la chirurgie sa sonde à double courant, a rendu un service important qui n'est pas assez apprécié; car cette sonde doit, dans beaucoup de circonstances, aider à laver la vessie, la débarrasser de mucosités épaisses qui ont peine à s'écouler par l'urètre, et dont la présence entretient l'inflammation et souvent l'aggrave. Mais ce n'est pas le seul service que M. J. Cloquet ait rendu dans le traitement du catarrhe chronique de la vessie; car il a guéri, à l'hôpital Saint-Louis, de vieilles affections catarrhales (1822), en faisant passer un courant d'eau aiguisée de potasse dans la vessie; et M. le docteur Godard a obtenu le même succès à Pontoise par le même moyen [1].

[1] *Note communiquée par M. le docteur Godard. Juillet* 1839.

Pendant les expériences que fit M. Cloquet pour dissoudre les calculs urinaires, en faisant passer dans la vessie des malades un courant d'eau chargée de potasse [a], quelques-uns des malades soumis à ce traitement qui étaient affectés de catarrhes de la vessie, virent cette affection diminuer rapidement d'intensité.

Ce savant professeur eut alors l'idée d'appliquer ce moyen cura-

[a] Ces expériences promettaient les plus heureux résultats, si on en juge d'après ceux déjà obtenus, lorsque d'autres occupations forcèrent M. Cloquet de les interrompre.

M. Bretonneau a injecté avec succès jusqu'à 45 grains de calomel en suspension dans une eau

tif au traitement des catarrhes vésicaux plus ou moins anciens, et chargé par lui en 1822 et 1823 de diriger ces irrigations, je faisais passer tous les jours, dans la vessie des malades, à l'aide de la sonde à double courant, trente à quarante litres d'eau distillée contenant une certaine proportion de potasse en dissolution (de 15 à 30 grammes, de 1/2 once à 1 once pour 40 litres d'eau). Sous l'influence de ce traitement, des catarrhes vésicaux depuis plusieurs années rebelles à tous les traitements cédèrent rapidement.

Une remarque curieuse que nous avons faite à plusieurs reprises, c'est que les décoctions narcotiques de pavot de jusquiame augmentaient presque toujours les douleurs que calmait au contraire la solution de potasse.

Depuis cette époque, dans ma pratique particulière, et à l'hôpital de Pontoise pendant les huit années que j'en ai été le chirurgien en chef, j'ai employé plusieurs fois ce traitement avec succès dans les catarrhes de vessie : je ne citerai qu'un vieillard de soixante-dix à soixante-quinze ans (en 1827), tourmenté depuis plusieurs années d'un catarrhe de vessie qui le faisait beaucoup souffrir. Depuis une année environ, aux symptômes qu'il éprouvait déjà, s'était jointe une hématurie abondante qui l'effrayait beaucoup : cette affection lui laissait rarement un jour de tranquillité.

Je soumis ce malade aux irrigations dans la vessie d'eau chargée de potasse, et après quinze ou vingt jours ces symptômes avaient disparu. Mais ce malade se croyant guéri, et ne voulant plus continuer le traitement, la maladie récidiva pour céder à de nouvelles irrigations.

Je pourrais citer un grand nombre de malades guéris ainsi de catarrhes vésicaux, soit complètement, soit pour un temps plus ou moins long.

Paris, ce 12 juillet 1839.

A. GODARD.

gommée. Il s'est aussi servi de nitrate d'argent (1 grain) dissous dans 4 onces d'eau distillée, ainsi que du deuto-chlorure de mercure dans les mêmes proportions.

M. Lallemand de Montpellier a également employé ce moyen dans le catarrhe de vessie, ainsi que la cautérisation du col de la vessie. Il relate des avantages réels; mais les accidents que cette méthode a causés dans les mains d'autres confrères, chez des sujets sans doute trop irritables, a refroidi le penchant pour ces moyens bons en eux-mêmes, mais dont la juste application n'est pas commune. Ils demandent une main aussi hardie qu'habituée aux traitements variés et difficiles des maladies des voies urinaires. M. Lallemand a depuis abandonné ces deux moyens pour les remplacer par la cautérisation du corps de la vessie dont je parlerai plus loin.

Nous devons à M. le docteur Souchier de Romans d'avoir tenté dans un cas assez difficile l'usage du baume de copahu en injections, et d'avoir ouvert une source féconde d'avantages pour le traitement du catarrhe de vessie. Le premier emploi qu'il en fit fut chez un vieillard de soixante-quatorze ans, d'une bonne constitution, laboureur, qui, par excès de fatigues, avait déjà eu en quatre ans trois hématuries (pissements de sang), que le repos et le régime pendant quelques jours avaient fait cesser. Une quatrième hématurie suivie d'une rétention prolongée d'urine, traitée par les émissions sanguines locales, le cathétérisme et les moyens adoucissants, fut suivie d'un catarrhé vésical tellement intense, que l'urine ammoniacale et les mucosités qui s'échappaient du canal avaient l'aspect purulent, et corrodaient promptement les sondes mises à demeure. Le baume de copahu fut donné à l'intérieur en potion sans aucun résultat; car après dix-neuf jours de son emploi, il n'y avait encore aucune amélioration notable, et il fallut s'arrêter, l'estomac s'en accommodant difficilement. M. Souchier conçut alors l'heureuse idée d'en faire l'application immédiate dans l'organe malade, et à son grand étonnement il vit à la première injection les accidents graves cesser, et l'écoulement mucoso-purulent disparaître entièrement. Il fit encore quatre autres injections pour assurer la guérison de son malade.

Convaincu des avantages que cette médication immédiate pouvait procurer dans des affections aussi fréquentes et si difficiles à guérir, il l'employa de suite avec le même succès sur huit autres sujets, et s'empressa, en médecin philanthrope, de faire connaître (1834), par la voie des journaux de médecine, cette nouvelle médication qu'il qualifie de traitement spécifique.

Tout en félicitant notre honorable confrère de sa découverte et de son louable empressement à nous la faire connaître, nous regrettons que sa trop facile croyance à la spécificité du traitement qu'il avait inventé, *à une époque où la science médicale ne devrait plus admettre de spécifiques*, l'ait porté à fixer une dose comme règle générale. L'expérience m'a prouvé que cette dose est loin de convenir à tous les malades; elle demande à varier suivant l'irritabilité des sujets. Mais le médicament n'en est pas moins très bon en principe; c'est à l'habileté du médecin à le modifier pour son malade.

Je ne sache pas que d'autres médecins aient publié des observations sur l'emploi du baume de copahu en injection dans la vessie, et je crois être le premier à Paris qui ait su apprécier à sa juste valeur l'importance de ce nouveau traitement[1].

M'occupant depuis longues années du traitement des maladies des voies urinaires, ayant fréquemment en ville ou à mon hôpital occasion de traiter des catarrhes de la vessie, soit chez de jeunes sujets ou chez des gens âgés, j'ai saisi avec empressement l'occasion d'expérimenter ce nouveau mode de médication, et j'ai consigné dans un premier Mémoire le fruit de mes observations et des modifications que j'ai été obligé d'apporter

[1] M. le docteur Labat vient de me faire connaître que notre honorable confrère Leroy d'Etiolles s'est servi aussi de ce baume en injection à peu près à la même époque, et l'a consigné dans quelques écrits qu'il n'a pu m'indiquer.

pour parvenir à des guérisons que je n'aurais certainement pas obtenues en suivant à la lettre les prescriptions de notre honorable confrère.

M. Souchier, en praticien judicieux, prélude par le traitement rationnel et antiphlogistique, et combat les accidents inflammatoires de la cystite, avant que d'employer les injections stimulantes. Quand les symptômes graves d'inflammation sont dissipés, et que l'écoulement muqueux et abondant de nature diverse persiste, il a recours aux moyens suivants : 1° injection de décoction d'orge miellé (4 à 6 onces) pour laver la vessie et entraîner les mucosités qu'elle contient; 2° nouvelle injection du même liquide, pour s'assurer qu'il n'en existe plus; 3° injection de deux onces de copahu mêlé à une égale quantité d'eau d'orge, qu'on laisse dans la vessie un temps plus ou moins long, qu'il n'indique pas. Ces injections sont répétées plusieurs jours de suite.

M. le docteur Fabre, attaché à mon service à l'hôpital du Gros-Caillou, ayant suivi mes malades et pratiqué lui-même les injections sur un certain nombre d'entre eux, a consigné plusieurs de ces observations dans sa thèse inaugurale sur le catarrhe de la vessie, en août 1835. Je les lui emprunte donc, et j'y joindrai d'autres observations recueillies depuis en ville et à l'hôpital [1].

[1] J'ai préféré laissé subsister l'ordre établi dans mon premier Mémoire, offrant 1° les observations où le baume de copahu a été

1° INJECTIONS BALSAMIQUES A DEUX ONCES.

URÉTRITE SIMPLE, PUIS CYSTITE AIGUE; CATARRHE VÉSICAL; DEUX INJECTIONS; GUÉRISON.

Obs. I. — En mai 1835, un militaire âgé de vingt-sept ans est subitement pris d'un catarrhe aigu de la vessie pendant un traitement par le baume de copahu, pour une urétrite simple. Cette nouvelle maladie, attaquée vivement par les saignées locales, les bains et autres moyens adoucissans, cède en dix jours. Mais un écoulement muqueux abondant a lieu à la suite des urines, et dépose au fond du vase. Combattu par la térébenthine cuite, l'eau de goudron, il persistait sans douleur depuis un mois, quand je fis injecter par M. Fabre deux onces de copahu étendu dans quatre onces d'eau d'orge; l'injection est gardée vingt-cinq minutes, puis expulsée par un besoin pressant de la vessie, sans laisser de douleur. Le lendemain, diminution notable des mucosités; nouvelle injection et suppression complète du dépôt muqueux. Après huit jours, ce malade quitta mon service sans avoir éprouvé de nouveaux accidens.

employé à hautes doses avec succès (elles sont au nombre de deux seulement); 2° celles où j'ai été forcé par suite des accidents survenus, de le supprimer et d'en réduire ensuite la dose. Enfin on trouve la succession par où j'ai été obligé de passer pour arriver à connaître comment les diverses injections doivent être employées dans les divers degrés du catarrhe chronique de la vessie.

CATARRHE VÉSICAL DATANT DE TROIS MOIS ; MUCOSITÉS ABONDANTES ; ÉMISSIONS FRÉQUENTES DES URINES ; DOULEURS CONSTANTES ; DÉRANGEMENT DES FONCTIONS ; AMAIGRISSEMENT ; CINQ INJECTIONS A DEUX ONCES ; GUÉRISON.

Obs. II. — M. D., vieillard de soixante-dix ans, vigneron aux Rycées (Bourgogne), rendait depuis trois mois des mucosités abondantes avec et après les urines, urinait fréquemment, souffrait constamment la nuit et le jour, et voyait peu à peu ses fonctions se déranger, l'amaigrissement survenir, et la tristesse, suite inévitable de cette position pénible, avait remplacé son énergie et sa gaîté habituelles. Cette maladie avait débuté insensiblement et datait de six mois environ. Tous les moyens employés avaient été infructueux, et cet homme, désespéré et exaspéré par la souffrance continuelle, devenu morose, ne rêvait qu'une fin prochaine. Consulté en août 1834, pour remédier à ce fâcheux état, j'engageai son médecin à pratiquer des injections balsamiques; à la cinquième, pratiquée à intervalle d'un jour, les mucosités cessèrent; une sixième et dernière injection termina le traitement; et depuis ce temps sa santé n'a souffert aucune atteinte; M. D. a repris sa gaîté ordinaire.

RÉTRÉCISSEMENT ; CATARRHE VÉSICAL ; CAUTÉRISATION ET DILATATION RÉUNIES ; INJECTION BALSAMIQUE ; HÉMATURIE ; CYSTITE AIGUE.

Obs. III. — Un soldat, âgé de trente-cinq ans, portant depuis long-temps un rétrécissement de l'urètre et un catarrhe vésical, vivait depuis trois mois à l'hôpital. La cautérisation et la dilatation réunies avaient guéri les obstacles du canal, mais le catarrhe subsistait et ne tarissait pas. Une injection à deux onces de copahu excite une vive douleur à la vessie, ne peut être gardée plus de dix minutes, et son excrétion est le but d'une inflammation vive avec hématurie (pissement de sang) qu'il faut combattre activement par les moyens ordinaires, plus une sonde à demeure pendant trois jours. Après huit jours, la guérison du catarrhe chronique fut obtenue par l'inflammation aiguë; mais le malade acheta cette guérison par des douleurs vives, une inflammation très-intense, un pissement de sang, une fièvre ardente et des accidens qui compromettaient gravement son existence.

Cette observation me confirma dans l'opinion où j'étais que la quantité de baume de copahu devait varier dans les injections suivant l'idiosyncrasie des malades, qu'il serait utile de les rendre moins excitantes par l'addition de préparations narcotiques; et je me tins par la suite en réserve dans mes nouveaux traitements, en débutant par des doses modérées et en leur associant les préparations d'opium, de belladone et de jusquiame, suivant les circonstances.

2° INJECTIONS BALSAMIQUES VARIANT DE DEUX GROS A DEUX ONCES.

Obs. IV. — G..., artilleur, entré dans mon service le 26 août 1835, y fut traité successivement avec succès d'une urétrite aiguë, puis d'une orchite très-intense. Il allait quitter l'hôpital, quand, le 10 octobre, des symptômes de catarrhe aigu de la vessie se montrent tout à coup, et s'élèvent assez pour déterminer une émission fréqueute et douloureuse d'urines rouges et sanguinolentes. Un traitement actif dissipe promptement ces symptômes graves; mais les urines charrient avec douleur des mucosités abondantes qui persistent malgré les moyens employés. Le 24 octobre et jours suivans, injections de deux gros de baume de copahu dans la vessie; soulagement marqué; émission moins sensible des urines; dépôt de mucosités notablement diminué. Le copahu est porté à une once, et injecté chaque deux jours jusqu'au 4 novembre. Le malade sort vers le milieu de ce mois entièrement guéri.

CATARRHE LENTEMENT DÉVELOPPÉ SANS DOULEUR; INJECTIONS DE DEUX GROS A DEMI-ONCE DE COPAHU; GUÉRISON.

Obs. V. — S. M.... sergent, est entré à l'hôpital, le 24 juillet 1825, pour une urétrite aiguë accompagnée de vives douleurs qui disparaissent par un traitement simple et antiphlogistique. Au 18 août, marche lente vers la guérison. Retour d'accidens inflammatoires au périnée avec gonflement, induration, de nouveau combattus par trois émissions sanguines locales et autres moyens adoucissans. Vers le 15 septembre, le malade fait remarquer que ses urines laissent déposer une grande quantité de mucosités. Ce dépôt existait depuis le 18 août. Régime léger, pilules de Beloste; les urines reprennent leur limpidité ordinaire. Potion de Chopart pendant plusieurs jours de suite, pour achever de dissiper l'écoulement urétral; mais elle est digérée avec peine. Suspension, puis continuation de l'écoulement.

Le 14 octobre, retour des mucosités vésicales et suppression de celles de l'urètre.

Le 17 et le 18, injections dans la vessie de deux gros de copahu. Après la deuxième injection, accès de fièvre de vingt-quatre heures qui force à suspendre pendant cinq jours ce nouveau traitement. Reprise des injections du 23 au 29 à la dose d'une demi-once; cessation sans retour des accidens et sortie du malade après un mois de guérison.

CYSTITE AIGUE, SUITE D'URÉTRITE; DEUX RÉTRÉCISSEMENS; CAUTÉRISATION; DILATATION; MUCOSITÉS; INJECTIONS; ACCIDENS, PUIS GUÉRISON.

OBS. VI. — Lambert, sergent, d'une constitution irritable, avait séjourné à l'hôpital près de deux mois pour des accidens divers survenus pendant le traitement d'une urétrite aiguë, entre-autres par une constipation opiniâtre, combattue avec succès par le petit lait, l'huile de ricin et les lavemens. Sous l'influence d'une dose de potion de Chopart que l'estomac répugna à digérer, un trouble général survient avec fièvre et se termine par une cystite aiguë et la cohorte de tous les symptômes douloureux. Il reste après le traitement, au col de la vessie, une sensation de chaleur, et les derniers jets de l'urine sont suivis d'une matière visqueuse et verdâtre.

En cherchant à explorer la vessie, on reconnaît un rétrécissement à cinq pouces et demi, qui de suite est traité par la cautérisation appliquée tous les quatre jours. Au quinzième jour le rétrécissement est franchi avec facilité; on en constate un deuxième à six pouces et demi. Le onzième jour la sonde entre avec facilité; les urines coulent plus librement; un dépôt abondant de mucosités existe toujours. Première injection à quatre gros dans quatre onces d'eau d'orge; elle est gardée un quart d'heure et ne détermine rien de remarquable. La deuxième cause une vive irritation avec émission plus difficile et plus fréquente d'urines; sensibilité au périnée, diminution de la quantité de mucosités sécrétées par la vessie; érection douloureuse pendant la nuit.

Suspension des injections balsamiques et retour aux émollients narcotiques. Après quatre jours on reprend les injections plus étendues, et on les continue pendant huit jours, sans augmenter la dose du copahu. Les mucosités diminuent graduellement et disparaissent enfin complétement après dix injections à doses modérées, dont la plus forte ne dépasse pas une once.

URÉTRITE ; CYSTITE CHRONIQUE DATANT DE DEUX ANNÉES ; DEUX RÉTRÉCISSEMENS, CAUTÉRISATION ET DILATATION ; INJECTIONS AVEC LE COPAHU ; PETITE CAPACITÉ DE LA VESSIE ; ACCIDENS ; INJECTIONS NARCOTIQUES ET BALSAMIQUES ; GUÉRISON.

Obs. VII. — M. L..., sergent au 61e de ligne, âgé de vingt-huit ans, d'une forte constitution, entra en juillet 1831 à l'hôpital de Rouen pour une urétrite très-aiguë, et y fut soumis à un régime antiphlogistique très-sévère. Après trois mois de séjour, et pendant l'usage du copahu, il est atteint des symptômes d'une cystite aiguë, tels que douleurs vives dans la région de la vessie ; envies fréquentes d'uriner, accompagnées de douleurs aiguës lorsqu'il satisfait à ce besoin ; urines brûlantes, rougeâtres, déposant au fond du vase. Quelques gouttes de sang pur suivent souvent la sortie des urines. Le malade quitte l'hôpital en janvier 1832 (six mois de séjour), conservant encore des symptômes de sa maladie de vessie, malgré un traitement sévère et des saignées locales très-réitérées. Il reprend son service et fait la campagne de Belgique, nonobstant la mauvaise saison qui aggrave l'inflammation de vessie et détermine très-fréquemment l'issue du sang avec les urines. De retour à Paris, il reste six semaines au Val-de-Grâce où il n'éprouve aucun soulagement d'un traitement approprié à sa position, et ayant consisté en plusieurs applications de sangsues, bains fréquents et prolongés, lavemens huileux et opiacés, alimentation lactée et fort légère. Trois jours après il entre à l'hôpital du

Gros-Caillou avec des symptômes de gastro-entérite compliquant les accidents des organes génito-urinaires.

Symptômes existant à son entrée. Envie fréquente d'uriner d'heure en heure, que le malade ne peut satisfaire qu'avec effort et en rendant l'urine goutte à goutte accompagnée de stries sanguines ou de sang pur. Souffrances excessives pendant l'émission des urines, siégeant en grande partie à l'extrémité du gland, puis au col de la vessie. La nuit, les douleurs sont plus vives et les urines expulsées toutes les demi-heures; accès de fièvre chaque soir; sommeil interrrompu et fatigant; urines claires à leur issue et déposant en se refroidissant un nuage tres-épais. Après un mois de traitement consistant en applications réitérées de saugsues au périnée, à l'anus, en bains émolliens, emploi des émulsionts et des narcotiques à l'intérieur et régime léger. Le malade éprouve une amélioration marquée; la douleur en urinant est diminuée; l'urine dépose toujours et les besoins d'uriner sont toujours fréquents. Le malade est sondé et on constate la présence de deux rétrécissements, l'un à quatre pouces, l'autre à cinq pouces et demi. En deux mois les rétrécissements sont guéris par la cautérisation et la dilatation réunies. Alors cessent les douleurs vives en urinant, mais l'émission des urines est toujours fréquente et accompagnée d'un dépôt muqueux assez épais, et plus abondant qu'au début.

Août. Première injection de copahu, un gros, dans deux onces d'eau d'orge, en deux fois pour cause du peu de capacité de la vessie; elle ne peut contenir qu'une once environ du liquide qui est expulsé après quelques minutes de séjour. On réitère de suite l'injection.

Les premières injections étant bien supportées, on porte graduellement le baume de copahu à une once dans quatre onces de liquide. Treize injections avaient amené une amélioration notable, lorsque des accès de fièvre en firent suspendre l'emploi. Les douleurs au col de la vessie et en urinant augmentèrent. Après quelques jours les mucosités étaient en aussi grande abondance qu'avant l'emploi des injections.

Pendant six semaines je quitte mon service, et en mon absence, on traite ce malade par la térébenthine, les vésicatoires à la partie interne des cuisses, les frictions stibiées, l'eau de goudron, etc. Aucune amélioration.

15 *octobre.* Retour aux injections portées graduellement à une once de copahu. A la dixième, les mucosités ont disparu. La douleur est presque nulle en urinant, et les envies d'uriner sont moins fréquentes.

2 *novembre.* Imprudence du malade suivie d'un accès violent de fièvre avec frisson; chaleur et sueur abondante. Régime sévère jusqu'au 10 novembre, époque de la cessation de ces mouvements; accidents pendant lesquels les urines ont repris leur limpidité normale et sans que les douleurs de la vessie se soient reproduites; mais au fur et à mesure que la santé se rétablit, les mucosités reparaissent.

Au 25 *novembre.* Reprise des injections de deux en deux jours, en y associant l'extrait de belladone à la dose d'un demi-gros; le copahu est augmenté peu à peu jusqu'à une demi-once par injection. En un mois disparution complète et par gradation des douleurs au col de la vessie; en urinant, beaucoup moins de fréquence dans l'émission des urines, qui sont revenues à leur état naturel.

La capacité de la vessie depuis l'emploi de la belladone s'est augmentée au point de contenir deux onces et demie. Le malade n'urine plus que sept à huit fois dans les vingt-quatre heures. Il quitte l'hôpital le 6 janvier pour aller en congé dans sa famille, après huit mois de séjour à l'hôpital.

Je pourrais ici consigner plusieurs observations dans lesquelles j'ai, dès le début, associé les narcotiques avec les balsamiques; mais pour abréger, je me contenterai de dire que cette réunion de médicaments est celle qui convient le mieux aux sujets irritables chez lesquels les douleurs existent depuis longtemps, et supposés, avec raison, d'une susceptibilité nerveuse poussée à un haut degré.

Les injections composées alors avec laudanum un gros, baume de copahu deux gros, et décoction d'orge deux onces, sont faites à doses entières et souvent à demi-doses, laissées dans la vessie de dix à quinze minutes au plus. Si les malades les supportent facilement et sans qu'elles produisent une sur-excitation trop vive, on les augmente graduellement en quantité, et on les laisse séjourner plus longtemps dans l'organe malade. J'ai obtenu, de cette manière, quelques cures dont j'avais presque désespéré, chez des hommes âgés et qui, depuis longtemps, rendaient avec beaucoup de douleurs des mucosités abondantes.

Mais il est des vessies devenues tellement irritables, douloureuses, que la présence d'un liquide légèrement excitant ne peut être supporté sans causer un surcroît de souffrances insupportables, et des accidents généraux qu'il faut éviter avec soin. Aussi est-il prudent, au début d'un traitement, de reconnaître la susceptibilité des organes urinaires, en commençant par des injections émollientes d'abord, rendues ensuite narcotiques, et de ne passer à l'emploi des balsamiques qu'après avoir diminué ou éteint, par des moyens locaux et généraux, cet état d'exaspération des maladies génito-urinaires, si contraire à l'emploi des médicaments curatifs.

Cette exaspération de symptômes dépend le plus souvent d'une inflammation chronique de la vessie et de ses annexes, et plus rarement d'une névrose de ces organes. Les observations suivantes m'ont conduit à établir ce précepte.

3° INJECTIONS ÉMOLLIENTES, NARCOTIQUES ET BALSAMIQUES.

CATARRHE CHRONIQUE ANCIEN; PETITE CAPACITÉ DE LA VESSIE ; URINES FÉTIDES ; ÉMISSIONS FRÉQUENTES ET DOULOUREUSES DES URINES ; INJECTIONS ÉMOLLIENTES, NARCOTIQUES, PUIS BALSAMIQUES ; GUÉRISON.

OBS. VIII. — Un homme, âgé de soixante-deux ans, d'une constitution primitivement robuste, mais considérablement affaiblie par trois années de souffrances, occasionnées par un catarrhe chronique de la vessie, vint me consulter en 1836. *Etat de santé à cette époque :* envies fréquentes d'uriner ; douleurs vives en urinant, dans l'hypogastre et le bout de la verge et à la prostate ; urines fétides, troubles et souvent bourbeuses ; mucosités abondantes et filantes, laissant un dépôt considérable et adhérent dans le vase. Les nuits sont horribles par la fréquence d'envies d'uriner, chaque demi-heure environ, suivies d'une petite quantité d'urine rendue avec de vives douleurs. Exacerbation chaque soir ; perte des forces, de l'appétit ; maigreur.

Plusieurs traitements infructueux avaient été faits depuis l'origine de la maladie, et tous les moyens connus avaient inutilement été employés. Une sonde passée fit reconnaître le canal de l'urètre intact et la vessie libre de tous corps étrangers, mais la présence de la sonde causa une vive douleur au col de la vessie.

Traitement pendant la première quinzaine. Bains généraux et locaux ; régime lacté ; boissons adoucissantes peu abondantes ; six saignées locales à l'anus et au périnée par douze sangsues chaque fois ; frictions oléo-narcotiques à l'extérieur ; la thridace à l'intérieur ; trois injections par jour avec eau de guimauve.

Le malade les pratique lui-même avec facilité, d'abord avec la sonde à double courant de M. Cloquet, puis avec la sonde Mayor, n° 1, et emploie à chaque injection une pinte de liquide en cinq à six injections ; il préfère ce mode de lavage comme nettoyant mieux la vessie. Soulagement marqué dû à ce traitement préparatoire.

Pendant la seconde quinzaine, les injections sont rendues légèrement narcotiques par l'addition de l'extrait de belladone, dix grains par pinte, et sont supportées sans accidents. Continuation du même régime et des bains; cessation des saignées locales. La vessie contenait à peine au début deux onces d'injections. A la fin du mois elle gardait sans douleur quatre onces de liquide et pendant un quart-d'heure. Les mucosités sont aussi abondantes, mais moins visqueuses et moins épaisses.

J'ajoute alors quatre grains d'opium par pinte d'eau émolliente, et je continue la belladone à dix grains pendant huit jours. Ensuite un gros de baume de copahu une fois le jour dans quatre onces de cette injection. Huit jours s'écoulent pendant lesquels les douleurs et les mucosités diminuent sensiblement.

Alors deux gros de copahu sont employés dans chaque injection encòre pendant une semaine. Je passe à une demi-once associée aux émollients et aux narcotiques. Cette dose est gardée pendant trente minutes sans produire d'accidents. Enfin j'arrive à une once en augmentant graduellement de deux en deux gros, et le malade reprenait également peu à peu un régime plus nutritif, du sommeil, de l'espoir, des forces; il perdait ses souffrances habituelles, ses fréquences d'uriner, les urines revenaient à leur état normal. Après deux mois et demi de ce traitement la guérison fut achevée. Le malade conserve depuis le besoin de vider la vessie d'heure et demie en heure et demie environ; mais les nuits ne sont interrompues que trois fois, lorsqu'il a la précaution de boire modérément dans la soirée. On peut juger par ce symptôme du peu de capacité de la vessie, sans doute déterminée par l'épaississement de ses parois pendant le cours de cette longue maladie.

4° INJECTIONS NARCOTIQUES.

CYSTITE AIGUE PASSÉE A L'ÉTAT CHRONIQUE, DEPUIS SIX MOIS ; MUCOSITÉS PURULENTES ; ÉMISSION FRÉQUENTE ET DOULOUREUSE DES URINES ; INJECTIONS NARCOTIQUES ; GUÉRISON LENTE.

Obs. IX. — Madame...., âgée de soixante-treize ans, d'une constitution irritable, quoique encore assez forte, fut atteinte, en décembre 1835, d'une inflammation vive de la vessie avec hématurie légère et de peu de durée. Un traitement simple et rationel, trois applications de sangsues et les moyens d'usage firent en deux mois cesser les accidents les plus graves ; mais l'inflammation passa à l'état chronique, sans qu'un autre traitement fût employé pour y remédier.

Consulté en mai dernier, j'explorai la vessie que je trouvai vide de corps étrangers, mais douloureuse quand la sonde touchait ses parois ; les urines étaient fréquentes et rendues en petite quantité avec de vives douleurs ; un sédiment muqueux, d'aspect purulent, déposait au fond du vase. Malgré les nuits mauvaises et les souffrances habituelles, les fonctions digestives étaient en assez bon état. Injections émollientes pendant six jours, répétées trois fois le jour ; frictions oléo-narcotiques sur la région hypogastrique ; bains de siége et entiers ; régime léger et maigre ; amélioration peu marquée ; vingt gouttes de teinture de belladone sont ajoutées à chaque injection, et augmentées successivement jusqu'à quarante gouttes; influence marquée de cette médication sur les douleurs et la fréquence des urines, mais non sur la nature des urines, qui déposent, comme de coutume, un sédiment mucoso-purulent. La capacité de la vessie ne contient qu'une once et demie avec peine. Injection de deux gros de baume de copahu, d'un demi-gros de teinture de belladone suivie de douleurs vives qui durent plus de deux heures, retentissent dans toute l'économie, et déterminent un accès violent de fièvre avec frisson; chaleur et puis irritation dans les organes extérieurs de la génération; retour aux injections belladonées faites deux fois le jour avec l'extrait étendu dans l'eau émolliente; diminution notable du sédiment purulent, devenu moins épais. Au douzième jour, suppression totale des douleurs; les injections sont gardées de 15 à 20 minutes; le mucus clair est peu abondant; la belladone est augmentée de cinq à quinze grains successivement dans deux onces de liquide, et gardée facilement par la vessie devenue moins irritable; enfin cette malade, âgée et d'une irritabilité extrême, fut guérie après trois mois et demi d'un traitement local adoucissant et narcotique dont la belladone fit presque seule les frais.

En résumant les observations ci-dessus, il est facile de concevoir les avantages que l'on peut retirer des injections émollientes, narcotiques et balsamiques, dans le traitement du catarrhe vésical, soit récent, soit passant ou passé à l'état chronique, et non compliqué de la présence de corps étrangers ou de tumeurs développées dans l'intérieur de la vessie. Mais on en peut déduire certainement de prime-abord que l'emploi des injections balsamiques ne peut être prescrit chez tous les malades, comme sembleraient l'indiquer les observations publiées par M. Souchier. On peut cependant se rendre raison du succès constant obtenu par cet honorable confrère, si on calcule qu'exerçant la médecine à la campagne et loin des grandes villes, il a dû rencontrer des constitutions moins irritables, des organes moins susceptibles, qui supportent plus facilement l'action excitante de certains médicaments. J'ai éprouvé le même succès chez mes deux premiers malades, sujets peu nerveux et peu irritables.

Voici maintenant l'ordre dans lequel doivent être placées les injections vésicales et leur composition.

1° Injections émollientes, adoucissantes. — Décoction légère de graine de lin ou de racine de guimauve, de Sagou; eau de gomme, lait, injection huileuse avec huile d'amandes douces, 2 à 4 gros maintenus en suspension par un jaune d'œuf ou la gomme adragante dans l'eau de graine de lin (2 à 3 onces), 60 à 90 grammes.

1° Injections narcotiques. — 1er *degré*. Décoction légère de graine de lin ou de guimauve et de têtes de pavot. 2e *degré*. Même décoction dans laquelle on ajoute : 1° extrait aqueux d'opium de 5 à 20 centigrammes (1 à 2 grains) par injections de 90 à 120 grammes de liquide (3 à 4 onces); 2° ou extrait de belladone ou de jusquiame de 5 à 50 centigrammes (1 à 10 grains) par injection. Cette quantité varie à volonté et suivant les circonstances, la douleur, etc., etc. C'est au médecin à savoir apprécier ces indications.

3° Injections détersives. — 1° Eau d'orge simple ou avec addition de miel; 2° la même décoction coupée par quart, tiers ou moitié d'eau de Balaruc, de Barréges; 3° l'eau végéto-minérale, composée d'acétate de plomb liquide (extrait de Saturne) de 4 à 10 gouttes pour (4 onces) 120 grammes d'eau simple; 4° l'eau distillée, aiguisée de potasse, 30 grammes (1 once) par 40 litres d'eau pour lavage de la vessie avec la sonde à double courant.

4° Injections toniques, excitantes. — 1° Eau de goudron suivant les formules pharmaceutiques ordinaires, pure ou coupée; 2° l'eau d'orge miellée avec addition d'un quart de vin rouge; 3° l'acide nitrique par gouttes de 2 à 6, par (4 onces) 120 grammes d'eau simple; 4° décoction légère de 6 à 8 têtes de camomille par demi-litre d'eau. On l'emploie pure ou aiguisée d'un peu de vin rouge; 5° la teinture martiale de 15 à 30 grammes (1/2 à 1 once) étendu dans un litre d'eau de gomme ou de graine de lin ou d'eau d'orge;

6° la décoction de quinquina, 30 grammes par litre d'eau; 7° l'eau froide seule ou rendue plus excitante par addition de teinture de noix vomique, d'une à dix ou quinze gouttes.

5° Injections narcotico-balsamiques. — Les composer avec eau émolliente (60 grammes 2 onces), extrait de belladone de 2 à 10 grains proportionnellement augmentés. Baume de copahu, 4 à 8 grammes (1 à 2 gros). Si la vessie supporte facilement cette dose de copahu, injecter chaque jour ou chaque deux jours. On peut ainsi porter le copahu jusqu'à une once (30 grammes) par chaque injection, sans augmenter la quantité de belladone. Un jaune d'œuf est nécessaire pour tenir le baume en suspension.

6° Injections balsamiques pures ou copahifères. — Baume de copahu de 2 gros à 1 once ou à 2, dissous dans un jaune d'œuf et mêlé avec eau d'orge de 2 à 4 onces; commencer toujours par 1 ou 2 gros (4 à 8 grammes), et aller progressivement en augmentant la dose, gros par gros, à moins d'avoir affaire à des vessies peu sensibles et presqu'inertes.

7° Injections cantharidées. — Eau d'orge de 30 à 60 grammes (2 à 4 onces), teinture de cantharides de 1 à 20 gouttes progressivement, et suivant les phénomènes qui se développent par cette médication; il est des vessies qui se sur-excitent facilement sous l'influence d'une médication légère, tandis que d'autres exigent les excitants les plus actifs pour réveiller leur action à moitié éteinte. Le catarrhe chronique est loin cependant d'exiger comme l'incontinence une médication aussi active.

Mon premier Mémoire sur le catarrhe chronique a été composé pour faire connaître les avantages des injections dans le traitement de cette maladie, et indiquer le parti qu'on pourrait tirer des injections de baume de copahu. Déjà j'ai fait connaître par les observations relatées que l'emploi de ce médicament pouvait être très-utile dans certaines circonstances; mais que dans beaucoup d'autres il occasionnait souvent des accidents, et que la prudence devait toujours présider pour dicter la quantité de ce médicament. Depuis que j'ai pu multiplier mes observations sur le catarrhe de vessie, je me suis convaincu que chez le plus grand nombre des malades on pourrait obtenir guérison sans être forcé de recourir à ce moyen actif que beaucoup de vessies, susceptibles ou délicates, ne peuvent supporter. En effet, soit au dispensaire que je dirigeais alors, soit en ville, j'ai traité et guéri beaucoup de catarrhes avec les seules injections émollientes et narcotiques ou détersives. On peut s'en rendre facilement compte, quand on réfléchit que le catarrhe chronique n'est souvent qu'une conséquence d'autres affections des organes urinaires; qu'en faisant cesser ces affections, le catarrhe se guérit seul quand il n'est pas trop ancien, par cet axiôme si connu : *Sublatâ causâ, tollitur effectus;* qu'il est toujours le résultat d'une inflammation chronique de la muqueuse vésicale, et que le plus souvent les moyens adoucissants sont les seuls convenables. Ainsi, dans le traitement de cette maladie je n'emploie les injections copahifères que dans la proportion d'un sur dix à douze.

J'ai plusieurs fois eu l'occasion de voir des malades chez lesquels des médecins avaient eu recours au baume de copahu dès le début du traitement, et chez lesquels de graves accidents avaient été la conséquence de l'emploi intempestif de cet agent thérapeutique.

RÈGLES A OBSERVER POUR L'EMPLOI DES INJECTIONS.

1° S'il existe un rétrécissement, le traiter d'abord; le cathétérisme Mayor modifié suivant les circonstances, n°s 1, 2, 3, est le meilleur et le plus efficace moyen pour arriver plus vite à ce résultat.

2° Débuter toujours par des injections émollientes avec une seringue graduée, pour s'assurer de la capacité de la vessie et de son irritabilité.

3° Ne pas pousser l'injection au-delà de la capacité de la vessie, car on y provoquerait une contraction douloureuse, et le rejet du liquide introduit.

4° Associer graduellement les narcotiques aux émollients et les augmenter peu à peu de quantité suivant les effets obtenus.

5° Ne pas craindre d'en augmenter proportionnellement les quantités. Je n'ai pas encore observé de narcotisme par leur absorbtion.

6° Renouveler trois, quatre ou cinq fois les injections par jour.

7° Si le canal de l'urètre n'est point douloureux, se servir de préférence de cathéters Mayor; leur poids facilite leur introduction et les malades apprennent promptement à s'en servir.

8° Ne pas négliger les autres moyens adoucissants propres à calmer l'inflammation et la douleur locale, l'éréthisme général, etc., etc.

9° Attendre pour employer les injections balsamiques que l'état d'éréthisme de la vessie et de ses annexes soit calmé par l'usage des injections émollienteset narcotiques.

10° Ne les laisser séjourner dans la vessie que de dix à vingt minutes progressivement.

11° Augmenter graduellement et avec précaution la dose de baume de copahu, afin d'éviter la sur-excitation trop prompte de la vessie et les accidents qui en résulteraient.

12° Faire les injections basalmiques une fois le

jour au plus, chaque deux jours le moins, si la vessie n'en est pas sur-excitée.

13° Ne les cesser qu'après l'entière disparition de la sécrétion mucoso-purulente.

14° Les suspendre momentanément si des symptômes d'inflammation des muqueuses vésicales ou digestives se manifestaient.

MÉDICATION INTERNE.

Elle doit toujours être appropriée aux causes qui ont produit le catarrhe, aux tempéraments des malades, aux symptômes plus ou moins graves de la maladie et aux sympathies qu'elle éveille dans les différents appareils d'organes. Ceux de la digestion sont ordinairement en état de souffrance et remplissent mal leurs fonctions, quand la vessie est depuis longtemps malade; aussi, avant de prescrire aucun médicament actif, faut-il avoir le soin de bien explorer ces organes et reconnaître leur degré d'irritation et de susceptibilité, et les prescriptions ne devront être basées que sur la facilité de digestion et d'assimilation; en général, être sobre de médicaments, ne les prescrire qu'en petite quantité et éviter les complications de formules.

Diurétiques. — Les diurétiques ont été pendant longtemps recommandés comme les médicaments les plus convenables dans les affections des reins et de la vessie, par leur action spéciale sur ces organes. Mais la plupart des médecins en les prescrivant ont oublié que cette action ne s'opérait réellement que sur des organes sains, et que chaque fois qu'ils étaient administrés, l'appareil urinaire étant en état de souffrance, l'action des diurétiques, trop actif alors, augmentait le trouble qui existait déjà; et loin de favoriser la guérison, ne faisait que l'entraver, la retarder, quand elle n'y mettait pas complètement obstacle.

Broussais, dans ses doctes leçons sur *l'Action des médicaments sur l'économie animale*, développait parfaitement le double mode d'agir du même médicament suivant que les organes étaient dans un état normal ou à l'état pathologique. C'est ainsi qu'il proscrivait l'asperge dans la convalescence d'une gastrite ou d'une gastro-entérite et dans les maladies de l'appareil urinaire; tandis qu'il la prescrivait dans les maladies du cœur, dans l'ascite, les hydropisies partielles, afin d'obtenir une salutaire dérivation en augmentant la sécrétion des organes urinaires.

Sœmmering recommandait aussi d'une manière particulière la suppression des diurétiques dans les inflammations aiguës des voies urinaires, et motivait cette prohibition sur leur action trop stimulante qui aggravait la maladie et augmentait souvent les souffrances des malades. C'est surtout sur le nitrate de potasse (sel de nitre) qu'il porte sévèrement une interdiction complète et le proscrit de tout traitement de l'appareil urinaire chaque fois qu'un degré marqué d'inflammation ou de susceptibilité trop grande existe. Ainsi donc, l'opinion générale médicale et populaire de l'emploi du nitrate de potasse dans le traitement des maladies de vessie, etc., est réprouvé par l'opinion de deux hommes d'une vaste érudition et qui établissaient leur raisonnement sur l'expérience puisée au lit des malades.

Ainsi donc, la classe entière des diurétiques, médicaments à action spéciale sur les organes urinaires, ne convient pas dans les maladies inflammatoires de ces mêmes organes, et ne devront pas être employés dans le catarrhe chronique de la vessie chaque fois qu'il sera accompagné d'une inflammation aiguë ou lente.

J'ai eu souvent l'occasion d'apprécier à leur juste valeur ces sages conseils de deux maîtres dans l'art de guérir ; et plus d'un praticien observateur a vérifié comme moi la vérité de ces préceptes.

AGENTS SPÉCIAUX DE L'APPAREIL SÉCRÉTOIRE URINAIRE. (Diurétiques.)

Décoctions et infusions.

Racines et oignons.
- Ache.
- Asperges.
- Caïnça.
- Chardon Rolland.
- Chiendent.
- Cinq racines apéritives.
- Fenouil.
- Fougère.
- Fraisier.
- Oignon.
- Persil.
- Scille.

—

Herbes, fleurs, semences, etc.
- Bourrache.
- Bourgeons de peuplier.
- — de sapin.
- Digitale fraîche.
- Pariétaire,
- Perce-mousse.
- Uva ursi.
- Colchique d'automne.

Tisane alcaline.
- — contre la gravelle.
- — de scille composée
- — diurétique.
- — de sureau.

Sapinette.
Bierre amère.
- — diurétique.

Soluté diurétique.
- — de vératrine.

Sucs d'herbes diurétiques.
Vin diurétique amer.
Petit lait nitré.

—

MIXTURES.

Mixture diurétique.
- — nitreuse.
- — de Quarin.

Loock savoneux.
Liniment contre hydropisie.
Liqueur de potasse.
Lavement diurétique.
Potion diurétique.
- — nitrée.

Scillitique.
Apozème diurétique.
Emulsion diurétique.

Sels.

Bi-carbonate de soude.
Acétate de potasse.
- — de soude.

Nitrate de potasse.
Sous-carbonate de potasse.
- — de soude.

—

Eaux.

Acidules gazeuses froides.
- — alcaline gazeuse.
- — diurétique camphrée.
- — de Quercetan.
- — de Vichy.
- — de Contrexeville.

Pilules.

- — apéritives.
- — de Charles Bell.
- — de digitale.
- — diurétiques.
- — scillitiques.

—

Sirop d'asperges.
Savon médicinal.
- — végétal.

Adoucissants. — Il faut donc recourir aux émollients, aux adoucissants et aux calmants, tant en boissons que sous tout autre forme. Prescrire les boissons légères, *et toujours légères*, de graine de lin, de guimauve, de gomme arabique, de pavots blancs, de tapioca, de salep, la décoction blanche de Sydenham, les émulsions seules ou mêlées aux boissons, l'eau d'orge, de gruau, lactées, etc., etc. On peut associer à ces moyens adoucissants et toujours convenables pour rendre les urines moins irritantes, la thrydace, l'opium, le baume de Tollu, etc. J'emploie la thrydace et l'opium assez fréquemment, mais à doses minimes, pour éviter la constipation que produit toujours l'opium et qui serait une aggravation de souffrances. Ainsi, je formule thrydace g^r^ *xx*, extrait d'opium gommeux, g^r^ *ij*, pour vingt pilules; en prendre de deux à trois dans les vingt-quatre heures, suivant l'urgence. Le malade ne prend donc qu'un dixième, un cinquième ou un tiers de grain d'opium.

La belladonne et la jusquiame en extrait peuvent suppléer l'opium dans les mêmes proportions.

Les potions mucilagineuses, gommeuses, contenant peu ou point de substances aromatiques antispasmodiques, remplissent une indication précieuse.

Un des moyens sur lesquels il faut aussi beaucoup compter dans le traitement du catarrhe chronique, c'est sur l'usage des lavements conservés et absorbés; on vide d'abord le gros intestin avec un demi-lavement ordinaire (eau simple, de son ou de graine de lin), puis au moment de se mettre au lit le malade prend ou un demi-lavement émollient ou un quart seulement, et qu'il devra conserver. Cet espèce de bain intérieur, qu'on peut rendre calmant à volonté au moyen de 4 à 5 gouttes de laudanum lorsque les souffrances sont vives, est d'une efficacité remarquable.

Aromatiques, toniques et astringents. — Lorsque les organes digestifs sont sains, que la vessie ne témoigne pas trop de souffrances, que la maladie catarrhale existe chez des personnes d'un certain âge et dont la susceptibilité nerveuse n'est pas trop élevée, on peut employer les boissons aromatiques, quelquefois amères, mettre en usage les toniques et fortifiants divers sous différentes formes et en varier les doses suivant l'état du malade. Ainsi on prescrira l'infusion de camomille, de trèfle d'eau, les plantes aromatiques les plus agréables, toujours une seule pour une espèce de tisane. On donnera le quinquina, la cannelle, les martiaux, l'alun, le cachou, seules ou unies et dans des proportions variées. La térébenthine joue un rôle principal dans le traitement du catarrhe chronique de la vessie; elle a été l'objet des éloges et du blâme des médecins. Cette différence provient sans contredit de ce qu'elle a été administrée à des doses et dans des circonstances différentes. On sait que prise en trop grande quantité ou lorsque les voies digestives sont disposées à la sur-excitation, la térébenthine donne souvent lieu à un météorisme considérable. C'est au médecin praticien à juger quand l'occasion sera favorable pour administrer ces médicaments et en tirer ainsi un parti avantageux ; mais il ne devra jamais le perdre de vue.

Depuis nombre d'années (1809), j'ai employé pour guérir une phlegmasie d'une des portions de l'appareil urinaire (l'urétrite aiguë ou chronique) une composition astringente dont j'ai toujours tiré un excellent parti et depuis quelque temps j'en ai fait une heureuse application dans le traitement du catarrhe chronique de la vessie, chaque fois que l'estomac était en assez bon état pour permettre la digestion de cette composition active. Copahu 16 grammes, alun, sang de dragon, cachou ââ 4 grammes, magnésie q. s. pour 100 pilules à prendre de 10 à 30 par jour. On vient d'allier le poivre cubèbe à l'alun dans la proportion de deux tiers du premier contre un tiers du second pour tarir avec plus de certitude les écoulements de l'urètre. Ce nouveau composé peut trouver une utile application dans le catarrhe de la vessie [1].

Purgatifs. — Parmi les moyens recommandés par

[1] Depuis 1809 j'ai aussi fréquemment, dans nos longues campagnes d'Allemagne, employé l'alun à la dose de 1 à 2 gros en boisson par litre d'eau édulcorée contre l'urétrite après la période d'acuité. Depuis en ville, au Val-de-Grâce et au Gros-Caillou, je l'ai souvent employé avec succès, quand l'estomac n'y répugnait pas, ce qui arrivait assez souvent après quelques jours de son emploi, même chez des militaires de forte organisation.

de bons praticiens se rangent les purgatifs doux comme dérivatif puissant chaque fois que l'état du malade le permet, c'est-à-dire dans le premier et deuxième degré du catarrhe, lorsque les forces sont encore conservées. On conçoit aussi leur action quand ils sont aidés par d'autres moyens pour s'arrêter plus longtemps sur leur emploi; il suffit de dire qu'il faut les prescrire à petites doses et avec réserve.

Eaux thermales et bains. — On retire un grand avantage de l'emploi de ces eaux naturelles ou artificielles ayant une action directe sur la peau, agissant comme tonique; elles conviennent parfaitement, et trouvent une meilleure application quand des maladies de peau ou des rhumatismes supprimés compliquent ou entretiennent le catarrhe chronique. Ainsi les eaux sulfureuses, savonneuses, acidules, gazeuses, doivent entrer dans le catalogue nombreux des moyens de guérison.

MÉDICATION EXTERNE.

Dans l'extrême difficulté de guérir certaines affections chroniques de la vessie par les moyens internes, on a eu recours au traitement externe, soit pour soulager les vives douleurs des malades, soit pour aider aux moyens hygiéniques, soit enfin pour concourir puissamment à la guérison de cette grave maladie; et, en effet, ces agents thérapeutiques ont été d'un grand secours dans beaucoup de circonstances. En première ligne figurent les liniments huileux adoucissants et calmants, si connus dans la matière médicale, et dont l'usage souvent répété en frictions lentes et douces ont fréquemment soulagé les vives douleurs de la vessie avec l'aide des cataplasmes ou des fomentations émollientes et narcotiques. Viennent ensuite les pommades, les emplâtres d'une autre nature agissant sur tout le système par absorption ou localement, en déterminant une vive inflammation dérivative ou une rubéfaction temporaire dont l'action continuée et renouvelée pendant un certain temps opère une diversion salutaire. Dans cette catégorie, viennent se ranger la pommade mercurielle double, dont l'action antiphlogistique reconnue et recommandée depuis longtemps par Sœmmering (1822), peut rendre quelques services en frictions sur le bas-ventre; mais il faut avoir soin de n'en pas prolonger trop longtemps son usage pour préserver l'économie de son action trop active chez certains sujets; la pommade stibiée, dite d'Autenriethen, peut aussi être très-utile par la forte et vive éruption qu'elle détermine, soit qu'on l'emploie en frictions sur le bas-ventre, ou que sa base (le tartre stibié), 20 à 30 grains, soit laissée à demeure sous un emplâtre de Sparadrap, pendant vingt-quatre à quarante-huit heures. Mais le vésicatoire volant, promené de place en place avec constance sur l'hypogastre, est le moyen par excellence quand le catarrhe résiste, et qu'on n'obtient pas le résultat qu'on désire des injections. Ce moyen thérapeutique, préconisé par Chopart, Larbaud, employé avec succès par Boyer, Dupuytren, Birkel et autres, m'a plusieurs fois réussi, et je lui ai dû, dans le catarrhe chronique de la vessie comme dans d'autres inflammations et engorgements lents des organes du bas-ventre, de beaux succès. Je me rappellerai toujours l'histoire d'un homme de cinquante-cinq ans, tourmenté depuis dix années d'un catarrhe chronique avec exsudation abondante et douloureuse d'un mucus semi-purulent que je ne pouvais guérir par tous les autres moyens réunis, et qui fut entièrement débarrassé de sa maladie par dix-sept emplâtres vésicatoires de 4 pouces sur 3, appliqués et promenés les uns après les autres, dans l'espace de trois mois.

On a encore préconisé le séton sur le bas-ventre ou au périnée, comme puissant moyen de révulsion dans le traitement du catarrhe de la vessie. Sœmmering, Trempel, Roux, le recommandent. Depuis que j'emploie les injections comme principal moyen de traitement, je n'ai jamais eu occasion de l'appliquer.

CAUTÉRISATION SUPERFICIELLE DE LA VESSIE.

Le professeur Lallemand, de Montpellier, homme par excellence dans ses recherches et ses applications chirurgicales dans les maladies des voies urinaires, est parvenu à doter la thérapeutique de ces affections dangereuses, d'un moyen simple, facile dans son application, et d'une supériorité remarquable par ses résultats. Pénétré du principe émis par Sœmmering, que le traitement local était préférable à tous les autres, que la membrane muqueuse avait besoin d'une modification particulière pour la ramener à son état normal, supprimer cette source d'épuisement et ce genre de mort, il employa, pour y parvenir, le nitrate d'argent appliqué à sec, et passé légèrement et vivement sur une partie des parois de la vessie malade. Cette nouvelle méthode, exempte des inconvénients dangereux de l'injection du nitrate d'argent dissous dans l'eau, compte déjà beaucoup de succès entre les mains de son inventeur, de M. Labat et d'autres praticiens qui, à son exemple, ont osé en faire usage. J'ai dit qu'elle était de facile exécution, et, en effet, elle se pratique avec une facilité extrême et sans douleur avec le gros porte-caustique de M. Lallemand. La vessie est d'abord vidée par le cathétérisme ordinaire, puis le porte-caustique, caché dans sa gaîne d'argent, est introduit jusque dans la vessie; on fait alors sortir la cuvette longue et large, chargée de nitrate, et, par un ou deux mouvements de droite à gauche, on la promène instantanément dans la vessie vide, puis on fait rentrer le porte-caustique dans sa gaîne qu'en retire alors. Le nitrate d'argent est resté assez en contact avec la membrane muqueuse pour la toucher dans plusieurs points; bientôt plusieurs autres portions de la vessie sont imprégnées par le liquide qui se sécrète et se charge d'une partie de nitrate, de sorte qu'une grande surface de la capacité vésicale se trouve avoir reçu une modification de la très-petite quantité de nitrate laissée dans la vessie. Cette modification est cependant suffisante dans un grand nombre de cas pour ne pas être obligé de la renouveler, et j'ai vu de vieux catarrhes sans désorganisation cependant, guérir rapidement après une seule opération. La vessie est tellement sensible à cette légère opération, qu'une réaction fébrile ne tarde pas à se développer, et qu'il faut toujours s'occuper de la modérer et de l'enrayer: on y parvient facilement par l'emploi de bains généraux, de boissons et potions adoucissantes, de la diète légère et du repos complet. J'ai vu en huit à dix jours des catarrhes datant de dix mois, d'autres de plusieurs années, céder par ce seul traitement. J'en rapporterai ici deux exemples seulement que j'ai vu traiter par M. Lallemand dans son dernier voyage à Paris (1839).

CATARRHE VÉSICAL DATANT DE DIX-HUIT MOIS; CAUTÉRISATION; GUÉRISON AU DIXIÈME JOUR.

Hôpital de la Charité. — Service de M. Royer, 1839.

Obs. I. Un jeune homme de 16 ans contracte une blennorrhagie et emploie divers moyens, purgatifs et autres, pour s'en débarrasser. Loin d'y réussir, l'inflammation par extension de tissu se propage à la vessie et un catarrhe se développe. Pendant seize mois, soit en ville ou aux hôpitaux, on ne put guérir ce malheureux jeune homme de cette inflammation chronique qui le faisait beaucoup souffrir et qui fournissait une abondante sécrétion de mucosité épaisse et adhérente au vase. Faible, languissant, émacié, il était depuis deux mois entré à la Charité, et il n'avait encore obtenu aucun avantage du traitement interne qu'on lui faisait suivre quand il fut présenté à M. Lallemand. Une légère cautérisation fût pratiquée d'après le procédé indiqué ci-dessus sans que le malade éprouvât la moindre douleur. Une légère réaction s'opérât; un bain, des boissons adoucissantes émulsionnées et la diète au bouillon suffirent pendant vingt-quatre heures pour la faire cesser. Déjà le lendemain de l'opération la sécrétion était moins abondante, elle continua de diminuer les jours suivants, et au dixième jour, la guérison était complète.

Obs. II. M. L........, âgé de soixante-dix ans, père d'un de nos praticiens les plus distingués de la capitale, souffrait depuis plusieurs années de difficultés dans l'émission des urines, une affection catarrhale survint et rendit la position du malade plus désagréable. Il vint à Paris réclamer les soins de son fils qui m'appela près de lui; des accès de fièvre intermittente tierce nous firent retarder le traitement du catarrhe vésical. M. Lallemand arriva à Paris, cautérisa la vessie comme chez le malade ci-dessus, et la guérison ne se fit pas attendre; car après une réaction légère, les urines se rétablirent, claires et limpides, les douleurs en urinant cessèrent, et quinze jours après, le vieillard, encore fort et valide, ne se ressentait plus de cette maladie qui lui rendait la vie insupportable.

COMPLICATION DU CATARRHE CHRONIQUE DE LA VESSIE.

Ces complications sont malheureusement trop nombreuses. On compte parmi les plus communes, qui tantôt agissent comme causes, tantôt comme complications, les rétrécissements du canal de l'urètre, les maladies et engorgements de la prostate, les calculs, les polypes et les tumeurs fongueuses, les ulcérations de la membrane muqueuse, la faiblesse ou atonie de la vessie, sa paralysie, l'incontinence d'urine, l'épaississement des parois de la poche urinaire, sa perforation accidentelle, les maladies répercutées, telles que les affections dartreuses, psoriques, rhumatismales, goutteuses, etc., les spasmes et les névralgies de la vessie.

Rétrécissements du canal de l'urètre. — Je ne puis entrer dans le détail du traitement de ces accidents qui amènent souvent de si tristes résultats;

quand les malades n'y portent aucune attention et les gardent souvent plusieurs années sans penser à y porter remède, ils sont fréquemment la cause de la faiblesse de vessie, de l'incontinence, du catarrhe chronique plutôt qu'une de ses complications. L'opposition, le retard qu'ils mettent à l'issue de l'urine, qui n'a lieu qu'à petit jet, ou goutte à goutte, l'irritation et inflammation qu'ils développent dans le canal derrière la partie rétrécie, se propage facilement en arrière aux parties jouissant de la même organisation et de fonctions analogues.

Ces rétrécissements uniques ou multiples, simples ou compliqués, mous ou indurés, doivent d'abord être traités et détruits si l'on veut obtenir la guérison du catarrhe. Sans cette condition de toute nécessité on ne pourra jamais y parvenir. On a vu fréquemment de ces affections de la vessie cesser peu à peu, au fur et à mesure que le canal, ramené à des conditions peu à près normales, laissait facilement écouler les urines dont la rétention particlle et constante irritait la vessie et produisait le catarrhe muqueux abondant. Il est rare que le catarrhe, suite de rétrécissements de l'urètre, ne se guérisse pas facilement à l'aide des injections les plus simples et rarement stimulantes.

Maladies et engorgements de la prostate. — Ces maladies sont une des complications graves du catarrhe de la vessie, et quand on ne peut s'en rendre maître, on ne guérit point le catarrhe de la vessie : il est alors entretenu par une inflammation ou des altérations de tissus, qui, par leur volume anormal, viennent mettre sans cesse obstacle au cours des urines. La prostate peut être le siége 1° d'une inflammation aiguë, se terminant quelquefois par suppuration; 2° d'inflammation chronique envahissant le tissu de cette glande, les vaisseaux prostatiques et par continuité de tissu le veru-montanum et le col de la vessie; 3° d'ulcération dans la prostate même; 4° d'engorgements squirrheux de cette glande et d'hypertrophie sans état maladif, ce qui arrive fréquemment chez les vieillards. Ces divers états maladifs, qui apportent de notables changements dans la forme, le volume et la position de la prostate, entraînent aussi des modifications de forme, de longueur, de courbure dans le canal de l'urètre et le col de la vessie. En se rappelant ce que nous avons dit sur la prostate (page 9), d'après les travaux de M. L. A. Mercier, il sera facile de préjuger l'influence de ces diverses altérations de la prostate, du canal de l'urètre et du col sur les fonctions et les maladies de la vessie. Ainsi, comme l'a avancé M. L. A. Mercier, l'incontinence d'urine, la rétention de ce liquide ne sont pas souvent chez beaucoup de vieillards le résultat de la paralysie de vessie, comme on le croit ordinairement; mais bien la conséquence 1° d'une hypertrophie inégale des lobes de la prostate qui tiraillant inégalement le col d'un côté ou de l'autre, et détruisant la juste apposition des bords du col de la vessie, laisse une issue par où s'échappe involontairement l'urine goutte à goutte; 2° d'une hypertrophie du lobe moyen qui faisant saillie dans la vessie, relève le col et empêche la sortie volontaire du liquide contenu dans la vessie; ce qui détermine la rétention d'urine. Voilà donc de notables accidents morbides qui doivent empêcher ou retarder la cure du catarrhe chronique de la vessie; il faut donc de toute nécessité s'occuper de les faire disparaître ou s'opposer à leur développement. Ce n'est point ici le lieu de décrire tous les moyens que la médecine possède pour y remédier, quand cela est possible; il faudrait un chapitre entier pour les classer et indiquer le moment de leur emploi.

Polype et tumeurs fongueuses. — Ces polypes ou tumeurs fongueuses sont de grands obstacles à la cure du catarrhe chronique, parce que ces productions anormales de la membrane muqueuse sont le plus souvent situées à l'entrée de la vessie près le col, qu'on ne peut facilement en reconnaître la forme, le volume et la nature et que quand même on parviendrait à connaître parfaitement leur position exacte, le degré de volume et à distinguer à quel genre d'altération ils appartiennent, il serait difficile d'y porter remède. Leur ablation serait le seul moyen de remédier aux accidents qu'ils déterminent ; mais comment y parvenir? M. Leroy d'Etiolles, homme ingénieux et expert dans les maladies des voies urinaires, a bien inventé un instrument d'une application assez facile pour lier les tumeurs qui, situées derrière le col de la vessie, forment obstacle à la libre issue des urines et aux matières muqueuses contenues dans la poche urinaire. Ce médecin distingué a aussi fait confectionner une sonde à petite courbure pour explorer plus facilement le bas-fond de la vessie et reconnaître les corps mous ou durs qui pourraient se trouver près et derrière le col. Avec cet instrument gradué on peut assez facilement connaître la forme et la dimension des tumeurs ; on pourra encore savoir, moins facilement il est vrai, si elles sont pédiculées ou à large base ; mais quant à leur nature, il sera difficile de s'en assurer. Le volume de la tumeur reconnu, l'application de l'instrument embrassant la base de la tumeur pour en opérer la section, quel sera le résultat de l'opération? Si on a affaire à une tumeur végétative, à un polype enfin, à base pédiculée, les chances de succès sont presqu'assurées parce qu'on se rendra facilement maître de l'écoulement du sang par l'usage d'injections d'eau froide, simple ou animée par l'acétate de plomb, la glace ou le tanin ou les autres astringents qu'on peut employer localement dans les hématuries, comme je l'ai indiqué en 1837. Les chances de succès ne seront plus les mêmes si on rencontre une tumeur fongueuse et si on prend un lobule de prostate hypertrophié on squirrheux, et les résultats peuvent en être graves. Je ne sache pas que M. Leroy d'Etiolles ait encore fait usage de son ingénieux instrument.

Ulcération de la membrane muqueuse de la vessie —Ces ulcères sont toujours le résultat d'une inflammation chronique et ancienne de la vessie, qu'il y ait ou non épaississement de la membrane muqueuse; par conséquent le catarrhe préexiste avant les ulcérations. On conçoit que la membrane puisse présenter souvent des ulcères de diverses dimensions, soit par la présence d'un calcul qui irrite plutôt un point qu'un autre, soit que l'inflammation ait un degré de plus dans certaines portions de la membranne muqueuse et que la présence d'une urine âcre, irritante, corrosive, agisse plus activement sur ces lieux plus excités et détermine de petits ulcères. Cette complication se reconnaît assez facilement quand l'urine rendue laisse déposer du pus et que des douleurs de reins n'accompagnent pas cette excrétion purulente; ces ulcérations ont été reconnues de tous les temps, Hippocrate et Gallien en ont parlé. Ambroise Paré est un des premiers qui ait bien signalé cet accident grave des maladies de la vessie, et ait indiqué les injections comme un des meilleurs moyens d'y remédier. Mais pour un malade atteint de catarrhe chronique, il est préférable de lui voir pour complication des ulcérations que des polypes ou autres excroissances de la vessie; car sans contredit on peut agir avec efficacité contre ce genre de lésion, quand elle n'est pas portée trop loin avec les injections émollientes, narcotiques et détersives, répétées souvent pour ne pas laisser séjourner le pus secrété qui, par son séjour, change bientôt de nature. En ayant soin de rendre les urines limpides, peu salines, non irritantes, par des boissons appropriées on atteindra plus facilement le but. Pourquoi les ulcères peu anciens de la vessie ne pourraient-ils guérir? ne voyons-nous pas ceux des intestins se cicatriser dans des intérites chroniques? Broussais dans son immortel ouvrage *Des phlegmasies chroniques* en a établi la possibilité et en a donné des preuves, et depuis lui on a souvent trouvé des cicatrices de semblables ulcérations dans les autopsies nombreuses faites dans les hôpitaux. Sœmmering dit aussi qu'on peut obtenir guérison de ces ulcères de la vessie dans les cas les plus défavorables.

PERFORATION SPONTANÉE ET ACCIDENTELLE DE LA VESSIE; FISTULES URINAIRES VÉSICO-RECTALES. J'ai déjà indiqué, d'après M. L. A. Mercier, la perforation spontanée de la vessie chez les vieillards. Cet accident est toujours mortel; mais il peut survenir des perforations accidentelles soit par blessures de la vessie, ou suite d'opération de cystotomie par le rectum. Il arrive, à la suite d'ulcérations de la vessie qui pénètrent avec les parties environnantes qu'il se fait une inflammation adhésive entre cet organe et les intestins. Franck rapporte deux faits dans lesquels l'union avait lieu avec le mésentère et les petits intestins et l'autre avec le colon, d'où résultait une diarrhée urinaire qui se termina d'une manière fâcheuse. Sœmmering cite l'histoire d'un médecin âgé de soixante-dix ans qui, après avoir eu une contusion violente au périnée par un timon de traîneau, eut une perforation de la vessie communiquant avec le rectum ; l'urine passait dans ce dernier et les matières fécales dans la vessie ; il en résulta une inflammation aiguë qui emporta le malade. En 1838, j'ai observé dans ma pratique un fait de ce genre qui mérite d'être rapporté.

CINQUANTE-CINQ ANS ; PERFORATION DE LA VESSIE PAR UNE CANULE DE SERINGUE ; FISTULE VÉSICO-RECTALE ; ISSUE PARTIELLE DES MATIÈRES FÉCALES PAR L'URÈTRE ; MORT APRÈS DIX-HUIT MOIS.

Obs. Un riche charpentier de Paris avait contracté une entérite chronique avec une diarrhée continuelle, à la suite d'une orgie dans laquelle, après un repas copieux qui avait duré six heures, il but dans la nuit quinze bouteilles de Champagne. Déjà il était atteint depuis six mois de cette maladie, sous l'influence de laquelle il dépérissait, lorsque prenant un jour un lavement avec une seringue à bidet, sans avoir eu la précaution de placer le couvercle du bidet, il enfonça trop avant le long tuyau conducteur de l'eau, sentit une douleur assez vive, et se perfora le rectum et la vessie. Il s'aperçut bientôt qu'il rendait de l'urine en allant à la garde-robe, et peu de temps après des matières fécales se mêlèrent aux urines. Divers médecins furent consultés sans qu'on pût en aucune manière soulager cette triste position. Appelé à mon tour, j'explorai l'intestin rectum, et ne pus jamais trouver moyen de guérir cette ouverture fistuleuse située en arrière des vésicules séminales, et perçant le bas-fond de la vessie. La présence des matières fécales avait bientôt irrité la vessie, et produit un catarrhe. Le malade souffrait beaucoup, quoiqu'il ne rendît pas tous les jours des matières fécales liquides. Il paraît que le trajet fistuleux existait de bas en haut, ce qui rendait suffisamment compte pourquoi l'urine ne passait pas constamment dans le rectum, et les matières alvines dans la vessie : il fallait une certaine position couchée, ou une réplétion de la vessie, ou une abondance de matières dans le rectum. Par l'emploi des injections répétées six fois dans les vingt-quatre heures, le catarrhe disparut bientôt, l'inflammation se calma, le malade put reposer et supporter plus facilement son existence; mais rien ne put maîtriser l'inflammation désorganisatrice des intestins. Bientôt l'œdématie et la maigreur affaiblirent le malade, qui ne pouvait plus supporter qu'une alimentation légère; les évacuations se multiplièrent, la fistule vésico-rectale s'agrandit, le passage des fécès devint journalier, et le malade succomba aux ravages de cette double affection mortelle. Je regrette de n'avoir pu faire l'examen de cette vessie.

J'ai eu occasion de traiter un autre malade atteint d'une fistule vésico-rectale, suite d'une opération de cystotomie rectale pratiquée avec adresse et succès par M. Samson; mais une fistule étroite persistait et était fort incommode pour cet opéré, dont l'anus était toujours mouillé d'urine. Je parvins à le guérir en introduisant dans l'anus de grosses mèches faites avec de la toile à torchon : elles suffirent pour titiller au degré nécessaire les bords de l'ouverture, et en opérer la cicatrisation.

Je ne parle ici que des perforations et fistules accidentelles de la vessie, et laisse à dessein de côté celles qui ont lieu dans le canal de l'urètre et forment les fistules périnéales et scrotales, ne traitant que des complications ayant directement rapport avec le réservoir de l'urine.

Incontinence d'urine. — Lorsque le catarrhe dure depuis quelque temps, la muqueuse vésicale acquiert une sensibilité plus exquise, devient plus excitable, et la vessie ne peut alors contenir qu'une petite quantité de liquide, et force le malade à uriner souvent. Ce besoin est alors si pressant, que la résistance du col est facilement rompue, et les urines s'échappent presque involontairement : il en résulte un commencement d'incontinence qui ne tarde pas à dégénérer en une incontinence réelle, surtout pendant la nuit. D'autres fois, la force contractile de la membrane musculaire s'affaiblit peu à peu, soit par usure, soit parce qu'elle est trop souvent mise en action par des besoins fréquents, soit qu'il y ait épaississement de la membrane muqueuse ; il y a alors inertie, relâchement, faiblesse, et peu à peu l'urine s'échappe goutte à goutte par le col qui participe de cette faiblesse.

L'incontinence d'urine est souvent aussi le résultat du dérangement dans l'harmonie de structure des parties formant le col de la vessie et son pourtour ; la propagation d'inflammation la détermine souvent. Ainsi la phlegmasie chronique dans la vessie gagne facilement par continuité de tissus tout ce qui se lie par la même organisation, et peut ainsi passer aux tissus sous-jacents et organes environnants, tels que la prostate, etc. Il faut alors combiner le traitement de manière à remédier à cette inflammation catarrhale ainsi propagée, et suivre les indications qui se présentent.

FAIBLESSE ET PARALYSIE DE LA VESSIE [1].

Pour exécuter ses fonctions, l'expulsion des urines, la poche urinaire jouit dans l'état normal d'une contractilité assez grande, assez forte pour n'avoir pas besoin du secours des muscles abdominaux et du diaphragme, comme on le répète faussement chaque jour. Cette contractilité peut ou être affaiblie ou détruite; de là deux états distincts : le premier, faiblesse; le deuxième, paralysie.

La faiblesse de la vessie consiste donc dans une diminution de la sensibilité ou de la contractilité de cet organe, qui ne remplit plus ses fonctions que d'une manière incomplète.

La paralysie consiste dans l'impuissance et l'abolition ou la perte absolue de la contractilité de

[1] J'ai suivi cette distinction établie par Chopart et M. Larbaud; elle m'a paru la plus rationnelle quoique la plus ancienne (1787 à 1812).

la vessie. C'est donc à tort qu'on distingue la paralysie en complète ou incomplète ; c'est une erreur du langage médical.

La paralysie de la vessie a rarement lieu d'une manière subite, à moins qu'elle ne soit la suite d'une chute ou d'un coup violent sur la colonne vertébrale ou le sacrum, ou le résultat d'une résistance à un besoin pressant de rendre les urines ; elle est ordinairement précédée d'une faiblesse plus ou moins considérable de la vessie qui existe quelquefois depuis longues années. Cet état antérieur est très important à être connu de la part des médecins et des malades, parce qu'il est beaucoup moins difficile à combattre que la paralysie. Quand, au contraire, la paralysie est la suite d'une faiblesse ancienne, il peut exister dans la vessie un état d'altération qui rendra le traitement long, difficile, et dont le succès sera quelquefois incertain.

Dans la paralysie, l'urine est retenue dans la cavité de la vessie, ne peut s'écouler, et il ne doit pas y avoir d'obstacle organique du canal ou de la prostate ; elle peut alors couler involontairement, mais par regorgement. Si par de fréquentes rétentions ou par un obstacle au libre cours de l'urine, la vessie a perdu une partie de sa sensibilité et de sa contractilité, on ne peut pas dire qu'il y a paralysie ; mais seulement *faiblesse* ou *atonie* qui pourra plus tard dégénérer en cette maladie, si on n'emploie aucun moyen pour la prévenir. Ainsi il serait inexact de dire que le col de la vessie est paralysé chez les enfants qui urinent en dormant, chez les vieillards et les femmes qui urinent malgré eux par les secousses violentes d'une voiture, et en courant ou en riant; mais on doit dire qu'il y a faiblesse ou atonie.

Symptômes de la faiblesse et de la paralysie. — Le jet de l'urine conserve à peu près le même volume; mais elle est lancée moins loin. Il est sous-entendu qu'il n'y a aucun corps étranger dans la vessie, ni aucun obstacle dans le canal de l'urètre; à mesure que la faiblesse augmente, le jet est toujours moins long, et à une époque plus ou moins éloignée, et suivant diverses circonstances, l'urine tombe verticalement sans former le plus petit jet. Le malade attend quelquefois longtemps pour commencer à expulser les urines et c'est alors qu'il a besoin du secours puissant des muscles abdominaux et du diaphragme pour comprimer la vessie et suppléer ainsi au défaut ou plutôt à la faiblesse de ses contractions. On remarque alors, non-seulement que le jet n'est plus que perpendiculaire, mais que la vessie ne se contractant plus que faiblement, l'urine sort en plus petite quantité, il en reste toujours davantage dans cet organe après chaque évacuation et en même temps les besoins de rendre les urines deviennent plus fréquents. Ce liquide par son séjour prolongé devint âcre, irritant, sans cependant déterminer des contractions assez fortes pour être expulsé. L'irritation qu'elle détermine détruit la sensibilité de la membrane interne de la vessie, en augmente l'épaisseur en y faisant affluer plus abondamment les liquides ou produit le commencement du catarrhe chronique qui débute alors d'une manière lente et peu sensible.

Les personnes âgées regardent cet accident comme une conséquence de leur âge et négligent de réclamer des conseils qui leur éviterait bien des souffrances.

L'urine s'accumule donc dans la vessie et si on néglige d'introduire une sonde et de l'évacuer, l'accumulation devient de plus en plus considérable et produit une distension telle que la vessie dilatée au delà de son extension naturelle, ne peut plus se contracter; il en résulte paralysie et retention si le col de la vessie conserve assez de force pour s'opposer à l'issue de l'urine par regorgement ; quand l'urine s'écoule de cette manière les malades ne témoignent aucune douleur et n'éprouvent qu'un sentiment de malaise et de pesanteur.

Mais avant la suppression complète de l'écoulement de l'urine, la vessie distendue lentement en contient une assez grande quantité pour former une tumeur au-dessus du pubis. Quand la vessie est naturellement peu spacieuse, cette tumeur ne se remarque pas de suite, même après la suppression complète des urines. En général, la forte distension de la vessie formant tumeur à l'hypogastre n'est pas douloureuse, même dans les premiers jours de la rétention. Les malades sont cependant tourmentés et font de grands efforts pour rendre leurs urines; et si on n'évacue pas ce liquide par la sonde, il peut en résulter des nausées, des vomissements, des sueurs ayant l'odeur de l'urine; le pouls devient petit, fréquent, une agitation extrême survient; les pieds, les jambes sont œdémateux, et le malade court un très-grand danger.

Dans ces cas graves on ne remarque pas toujours l'inflammation de la vessie, parce que ce viscère ayant perdu peu à peu sa sensibilité, est moins susceptible de s'enflammer; mais il n'en est pas de même quand la paralysie est venue subitement, comme nous le dirons plus loin. Les crevasses et infiltrations urineuses ne sont pas à craindre, parce que la faiblesse du sphincter, laissant couler l'urine par regorgement, les rend extrêmement rares.

Lorsque l'urine est évacuée par regorgement, la tumeur, formée par la vessie au-dessus du pubis, peut exister longtemps sans que les malades en soient incommodés autrement que par un sentiment de pesanteur au périnée et de gêne dans le bas-ventre. Ils ont de fréquentes envies d'uriner.

Dans la pratique on rencontre assez souvent de ces exemples.

Sabatier racontait avoir vu des malades chez lesquels cette tumeur existait depuis six mois. Chopart est rempli d'observations curieuses de cette nature.

Bien des erreurs ont été commises par des gens de l'art, et sont encore journellement commises sur le diagnostic de la paralysie de la vessie quand l'urine sort par regorgement; cependant, quand en même temps une tumeur existe au-dessus du pubis, il ne faut pas une grande habileté pour reconnaître cette maladie : il est d'ailleurs si facile de s'éclairer par les renseignements fournis sur les antécédents qui ont précédé !!!

CAUSES DE LA FAIBLESSE ET DE LA PARALYSIE DE LA VESSIE.

Causes éloignées. — La masturbation dans la jeunesse et l'abus des plaisirs vénériens.

Causes prédisposantes. — Diminution progressive de l'irritabilité générale dans l'âge avancé; habitude de retenir trop longtemps les urines; habitudes des boissons fortes; travaux de cabinet et occupations d'une vie trop sédentaire : tels que les joueurs et ceux qui restent longtemps à table; négligence de ne pas vider entièrement la vessie chaque fois qu'on urine, maladies répercutées.

Causes occasionnelles. — Abus des diurétiques pris abondamment; long voyage dans une voiture mal suspendue; chute du rectum; séjour de matières dures dans cet intestin; rétrécissements de l'urètre; hypertrophie ou engorgement anormal de la prostate, le catarrhe vésical; spasmes de la vessie et de son col, occasionnés soit par l'âcreté de l'urine ou une affection morale vive, telle que la colère.

Ces causes de la faiblesse de la vessie produisent presque toujours, quand elles continuent d'agir, la paralysie; mais cette paralysie peut survenir subitement 1° par la distension forcée de ses fibres, par la résistance à un besoin pressant d'uriner; 2° l'inflammation des parois de la vessie; 3° la commotion du cerveau, les lésions de la moëlle épinière, une fièvre typhoïde, le typhus, l'apoplexie, un excès en boissons et en femmes.

Age avancé. — La force et la sensibilité diminuent chez l'homme à mesure qu'il arrive à un âge avancé; ses fonctions intellectuelles éprouvent la même décadence, sa mémoire s'affaiblit, son imagination n'a plus cette vivacité si souvent remarquable; les sens s'émoussent, et il y a une perte progressive dans l'ouïe, la vue et les autres sens de relation; sa démarche devient lente, difficile et vacillante; toutes ses pertes n'arrivent qu'insensiblement, et l'homme, en général, les supporte sans plaintes ni mur-

mures, parce que sa raison lui apprend qu'il faut se soumettre aux lois de la nature.

Parmi les infirmités de la vieillesse il n'en est pas de plus communes que celles qui dépendent de l'état morbide des voies urinaires; aussi voit-on la vessie être un des premiers organes qui participe à cette diminution de force et de sensibilité. L'homme devient triste, morose, se trouve malheureux quand il ne peut plus satisfaire qu'avec difficulté, ou d'une manière incomplète, à cette évacuation indispensable, et qui lui fait éprouver des besoins pressants se renouvelant sans cesse.

La vessie est un des organes qui ressentent le plus tôt les effets de la perte des forces; elle le doit à sa structure et à ses fonctions. En effet, elle n'a qu'une tunique musculaire souvent mince au moyen desquels s'exécutent ses contractions; aussi remarque-t-on dans la vieillesse anticipée, soit par l'effet d'une mauvaise constitution, d'une vie molle et efféminée, des fatigues de la guerre ou des excès en tout genre, que le réservoir urinaire est souvent un des premiers organes qui cause bien des tourments et des souffrances aux malheureux qui en sont les victimes. C'est alors que le concours des muscles abdominaux est souvent nécessaire pour suppléer à la débilité des fibres musculaires de la vessie.

Cet organe recevant continuellement un liquide qui contient en dissolution des substances salines plus ou moins actives, il en résulte que sa sensibilité étant continuellement excitée, s'émousse peu à peu et qu'elle conserve moins longtemps que les autres viscères cette propriété vitale (la contractilité), ce qui nuit à l'exercice de ses fonctions. Aussi remarque-t-on qu'à une certaine époque de la vie, en général, un âge avancé, qui varie suivant la constitution et le genre de vie antérieure, la vessie n'obéit plus assez au stimulus de l'urine, et que les contractions réunies de sa tunique musculeuse et des muscles abdominaux ne suffisent plus pour évacuer complètement ce liquide. Il s'accumule donc chaque fois davantage, et en séjournant, il s'altère, irrite la vessie en diminuant son excitabilité; il entretient une distension qui affaiblit encore les parois de la vessie et finit par déterminer la paralysie, lorsqu'elle est portée au point de rendre ses contractions impossibles.

Une preuve que le séjour prolongé de l'urine dans la vessie diminue sa sensibilité et sa contractilité, c'est que les personnes qui ont dépassé l'âge de la virilité sont exposées à ne plus éprouver de suite le besoin d'uriner, lorsqu'elles y ont résisté la première fois qu'il s'est fait sentir.

Sans aucun doute, tous les vieillards ne ressentent pas les infirmités qui proviennent de la faiblesse de la vessie; mais on peut assurer qu'il en est peu qui en soient exempts. Ceux d'une constitution molle, lymphatique, ou ceux qui ont été exposés à des causes ayant agi plus particulièrement sur le système urinaire, en sont le plus souvent atteints.

Travaux du cabinet, etc. Les travaux du cabinet, la vie trop sédentaire, le séjour prolongé à table, sont des causes fréquentes qui agissent puissamment pour déterminer la faiblesse et la paralysie de vessie. Ce n'est pas la vie sédentaire qui par elle-même produirait ces tristes résultats; mais c'est par l'état de contention du cerveau dont l'influence est nécessaire pour animer l'action de tous les autres organes. Ainsi quand on se livre à de grandes et longues méditations, la respiration et toutes les autres fonctions languissent, la transpiration diminue, la sécrétion de l'urine en devient plus abondante; et comme la sensibilité générale est moins vive, on ne sent pas le stimulus qu'elle excite dans la vessie, ou bien on néglige de satisfaire au besoin vivement senti de vider la vessie; ce liquide séjourne alors, d'où résulte dilatation progressive, affaiblissement, etc. C'est à cette cause si commune qu'il faut attribuer les maladies graves qui tourmentent si cruellement les hommes de lettres, les savants; Buffon, J.-J. Rousseau nous en fournissent des exemples.

On peut faire une juste application de ce qui vient d'être dit aux joueurs qui sont encore plus exposés à ces maladies; on le conçoit facilement; car quelle que soit l'ardeur avec laquelle on se livre soit à l'étude, soit à la composition, elle n'est jamais à comparer à celle du joueur. Ce malheureux oublie tout pour sa funeste passion; il n'a d'autre sentiment que la crainte ou l'espérance. « Quand il éprouverait le besoin d'uriner, peut-il redouter les maux auxquels il s'expose en négligeant d'y satisfaire, lorsqu'il est dans un état qui souvent lui fait désirer la mort. » (Larbaud.)

Le séjour prolongé à table n'aurait pas d'autres conséquences plus fâcheuses que pour ceux qui restent longtemps assis, si ce temps n'était pas employé à gorger l'estomac d'aliments succulents, de boissons spiritueuses abondantes de tous les genres. Pendant ce temps, il se fait toujours une sécrétion abondante d'urine qu'on ne songe pas toujours à évacuer, et dont on ne sent même pas le besoin, ou qu'on fait taire quand une conversation animée, une vive discussion tient le cerveau dans une excitation constante. La vessie est donc alors fortement distendue, et, perdant sa sensibilité par le stimulus qu'elle reçoit, la contractilité diminue ; et, par ces abus de table souvent portés jusqu'à une ivresse complète, et assez souvent répétés, la vessie tombe dans un état de faiblesse et d'inertie qui sont un véritable acheminement à la paralysie. Il en résulte alors une rétention et quelquefois incontinence, comme nous l'avons déjà observé dans l'incontinence d'urine chez l'enfant, l'adulte et le vieillard.

Cette cause sera reconnue comme bien puissante, si on n'oublie pas que ceux qui font usage de liqueurs spiritueuses fortes, urinent toujours mal et en petite quantité. En effet, les boissons alcooliques ont pour effet de déterminer une irritation de la vessie, et la diminution de la souplesse de ses fibres portée à un tel point que leurs contractions sont suspendues ou anéanties. Aussi les rétentions d'urine sont-elles fréquentes après les débauches de table. Je dis avec intention *contractions suspendues ou anéanties*, car il faut ici distinguer la suspension des fonctions de la vessie, de l'anéantissement total de ces fonctions. Quand la rétention a lieu subitement après un excès en boissons, et souvent en même temps avec les femmes, elle n'est que l'effet d'une dilatation trop grande des fibres musculaires, d'une suspension de fonctions momentanée; il y a en même temps douleur, envies fréquentes d'uriner : dans ces cas il n'y a pas paralysie, l'organe conservant sa sensibilité; et quand les secours de la sonde sont appliqués assez à temps, on évite la paralysie et l'inflammation de la muqueuse, qui ordinairement se développe presque immédiatement.

Excès des plaisirs vénériens. Cette cause est encore une de celles dont les effets sont bien connus. Tout le monde sait qu'il n'en est pas une qui détruise et anéantisse plus promptement et plus directement les forces : ici se rattachent également les abandons aux funestes manœuvres de la masturbation. Il ne faut pas être médecin pour apprécier que la liqueur prolifique (le sperme), est, si je puis m'exprimer ainsi, *la quintescence du sang*; que toutes nos forces, notre énergie, résident dans la conservation de cette liqueur. En faire des pertes trop fréquentes, c'est détruire la source de notre existence, c'est affaiblir la constitution la plus robuste, énerver l'homme le plus fort, disposer les organes à une susceptibilité très-grande, et par suite les exposer à contracter des inflammations longues et difficiles à guérir; c'est porter un coup funeste aux facultés intellectuelles. Qu'on juge du ravage que doivent porter sur une constitution délicate les excès de ce genre! Il n'est pas étonnant que la vessie, liée d'action et de sympathie avec les organes de la génération, ne puisse ressentir souvent une diminution de force qui nuit à l'exercice de ses fonctions et la dispose à la faiblesse réelle. Citer des observations, me paraît inutile ici; elles n'ajouteraient pas au précepte qui se conçoit facilement.

Obstacles au cours naturel de l'urine. Ils sont une des causes les plus puissantes de la faiblesse et par suite de la paralysie de la vessie; ils agissent journellement, constamment, et, par la difficulté habituelle apportée à l'écoulement libre de l'urine, ils font perdre à la vessie une partie de sa sensibilité et de sa contractilité. Ces obstacles sont les rétrécissements de toutes natures du canal de l'urètre, les maladies diverses de la prostate. (*Voir* ce que nous en avons dit, page 97.)

Maladies habituelles dites réperoutées. On fait jouer souvent un grand rôle aux affections psoriques, herpétiques, syphilitiques, rhumatismales et arthritiques ou goutteuses. On a sans doute exagéré l'influence que la métastase ou la rétropulsion de ces affections peut avoir sur le développement des maladies de la vessie; car on voit fréquemment des malades atteints soit de catarrhe ou de faiblesse de cet organe, porter depuis longtemps des dartres sur diverses parties du corps, sans que cette affection soit diminuée ou disparue depuis l'existence des symptômes de la maladie de la vessie. A moins qu'on adopte l'opinion d'Hahnemann, qui prétend que le traitement externe employé contre la gale répercute toujours cette maladie, et imprime à l'économie une modification morbide qui influe sur le développement des maladies qui peuvent survenir[1]; mais s'il y a erreur ou exagération relativement aux af-

[1] Hahnemann aurait-il dit vrai? Morgagny rapporte, d'après Vasalva, qu'un jeune homme auquel on avait répercuté la gale au moyen d'un onguent, fut affecté d'une rétention d'urine avec inflammation de vessie à laquelle il succomba le vingt et unième jour.

fections psoriques et herpétiques, il n'en est pas de même des affections rhumatismales et goutteuses. Les spasmes, les douleurs et inflammations intermittentes de la vessie à diverses époques de l'année, par les temps humides et froids, chez les personnes tourmentées de rhumatismes et par la goutte, sont des preuves évidentes fournies par l'observation que ces affections peuvent se fixer sur la poche urinaire. Desbois de Rochefort fit appliquer un large vésicatoire sur la région hypogastrique d'un jeune homme atteint d'une cystite, qu'il attribuait à une affection rhumatismale fixée sur la vessie. (Ce jeune homme avait été plusieurs fois atteint de douleurs dans diverses parties du corps.) Dix-huit heures après l'application du vésicatoire, les symptômes diminuèrent, et la maladie se dissipa complètement.

De semblables exemples se sont multipliés depuis cette époque, et on sait actuellement que l'on remédie souvent aux vives douleurs d'une inflammation catarrhale de la vessie, en reportant une vive irritation sur les organes primitivement affectés de goutte, chez les personnes tourmentées par cette maladie qui voyage si rapidement de place en place.

Faut-il réfuter ici cette opinion surannée et fausse, que la rétention d'urine est due, dans la fièvre typhoïde ou le typhus (autrefois fièvre putride maligne ou adynamo-ataxique), à l'humeur morbifique qui s'est aussi fixée sur la vessie? Il faut l'attribuer avec raison à la prostration du principe vital, au défaut de réaction du cerveau si gravement compromis dans cette désastreuse maladie, etc.

LÉSIONS DE L'APPAREIL CÉRÉBRO-SPINAL, COMMOTIONS DU CERVEAU, ÉBRANLEMENT, CONTUSION, BLESSURE ET COMPRESSION DE LA MOELLE ÉPINIÈRE.

La paralysie de la vessie est rarement la suite d'une commotion du cerveau; si elle survient dans ce cas, il y a danger pour la vie du malade, car un épanchement cérébral se sera formé; exemple : paralysie par suite d'apoplexie. Mais c'est à la suite des lésions de la moelle épinière que les accidents vers la vessie se font plutôt remarquer, et la paralysie a lieu par perte de sensibilité. Ainsi toutes les chutes sur la colonne vertébrale, sur le sacrum, les coups violents sur ces parties, produisant soit ébranlement, contusions, blessures, commotion ou compression de la moelle épinière ou de ses enveloppes, peuvent la produire instantanément. Une inflammation aiguë ou plus souvent chronique d'un des points de cet appareil nerveux peut encore l'occasionner. Quel que soit l'un des accidents énoncés ci-dessus qui existe, toujours est-il que les nerfs qui prennent naissance à l'endroit de la moelle épinière malade, et quelquefois au-dessus, et presque toujours au-dessous, participent de l'affection morbide, et les organes où ils portent le sentiment éprouvent une diminution d'action dans leurs fonctions. Ainsi, suivant la gravité des symptômes de la moelle épinière, il survient dans les parties sous-jacentes engourdissement, paralysie complète ou incomplète. C'est ainsi que dans une forte chute sur le rachis, à la région lombaire ou à la partie inférieure de la région dorsale, on remarque instantanément résolution du membre inférieur, et paralysie immédiate de la vessie et du rectum : il en résulte une rétention ou une incontinence d'urine.

J'ai dit dans mon *Traité de l'incontinence d'urine*, page 42, qu'à la suite des lésions traumatiques de la moelle épinière, il survient le plus souvent une inflammation de la vessie, et non une paralysie, d'après l'opinion d'un médecin anglais; mais en réfléchissant aux phénomènes morbides qui se développent dans cette circonstance, il est facile d'observer qu'il y a en même temps paralysie et inflammation. La paralysie porte sur la membrane musculaire et l'inflammation, qui n'est consécutive qu'à l'amas des liquides non évacués et ayant souvent séjourné longtemps dans la vessie, se développe dans la membrane muqueuse qui conserve encore une partie de sa sensibilité.

En effet, le malade ne sent nullement le besoin d'uriner, et j'ai cité une observation (page 44) dans laquelle le malade était resté quarante heures sans éprouver le besoin de rendre ses urines, quoique la vessie formât une tumeur à l'hypogastre, et chez lequel une inflammation catarrhale survint. Ce malade était obligé d'évacuer par la sonde le liquide vésical fortement coloré, fétide, mêlé de flocons mucoso-purulents. Il y avait donc ici concomittance de la paralysie et de l'inflammation de la vessie.

La paralysie de la vessie peut encore être produite par des tumeurs squirrheuses ou d'autre nature, situées sur le trajet des nerfs de cet organe.

TRAITEMENT DE LA FAIBLESSE ET PARALYSIE DE VESSIE.

Deux indications se présentent à remplir dans le traitement : rétablir les fonctions de cet organe et prendre en considération l'état général de la constitution.

Ces deux états de la vessie sont ordinairement l'apanage de la vieillesse ou des femmes qui, par une vie désordonnée ou anticipée, viennent naturellement se ranger parmi les gens avancés en âge.

Agir directement sur la poche urinaire est sans

contredit la première indication à remplir; mais il est beaucoup de circonstances où le traitement local seul ne réussirait pas. Le rapport constant qui existe entre tous les organes donne la certitude qu'il y a rarement faiblesse de la vessie sans qu'il y ait en même temps un état d'atonie générale. Il faut donc alors combattre l'état général et la maladie locale.

Lorsqu'une rétention d'urine existe, on a ordinairement recours aux antiphlogistiques, tels que boissons adoucissantes, bains, saignées ou sangsues. Ce traitement est convenable quand il y a spasme ou inflammation de la vessie; mais si cet organe est dans un état d'atonie, on conçoit que ces moyens seraient alors employés à contretemps.

On se rend facilement raison pourquoi les relâchants sont si fréquemment mis en usage contre la rétention d'urine et les autres difficultés d'uriner : d'abord ils soulagent et facilitent l'excrétion de l'urine, ce qui est suffisant pour en justifier l'usage aux yeux du malade et des médecins peu familiers avec les maladies de la vessie, ce qui est assez commun; mais il n'en est pas de même pour le médecin instruit et habitué à ce genre de maladie; il se gardera bien de prescrire les relâchants, parce qu'il sait qu'il augmentera encore l'atonie de la vessie et de tout le système; que le soulagement momentané éprouvé par le malade peut lui être préjudiciable en entretenant sans cesse une débilité constante dans l'organe malade et dans tout le système.

Traitement général. Il devra consister en boissons légèrement aromatiques ou amères, les diurétiques; les aromatiques en frictions locales autour du bassin; les frictions générales sèches pour ranimer les fonctions de la peau si intimement unie de sympathie avec la vessie. De temps à autre l'immersion dans un bain chaud pour nettoyer la peau et entretenir sa souplesse; une alimentation appropriée à l'état de l'estomac, aussi nourrissante que possible pour remonter peu à peu l'organisme en général, et que l'on rendra succulente si les digestions se rétablissent et se font bien; un peu de vin généreux.

On a vanté les émétiques, les purgatifs; je les crois rarement indiqués, et plus souvent préjudiciables qu'utiles. Cependant Petit de Lyon, Larbaud et Sœmmering rapportent des exemples dans lesquels des vomitifs administrés, il est vrai, dans des complications d'affections saburrales, de fièvre bilieuse et d'érysipèle, guérirent la maladie de vessie. Quand on voudra employer les boissons aromatiques, puis les amères, mais toujours à dose légère, il faut choisir parmi les plantes suivantes : la mélisse, la sauge, la germandrée, l'arnica montana, la camomille, le chamédrys, l'érysimum, la menthe, la petite centaurée, etc.

On peut faire usage des extraits d'angélique, de gentiane, de genièvre ; parmi les médicaments toniques, le quinquina à très-petites doses. Les eaux sulfureuses sont aussi de bons agens thérapeutiques, mis en usage extérieurement et intérieurement ; il faut y ajouter les eaux de Vichy, de Contrexeville, de Balaruc. Les cantharides ont été recommandées à l'intérieur et à l'extérieur : il faut alors les administrer, à l'intérieur, à doses très-légères sous forme pilulaire, 1/32e de grain, ou en teinture, dans un loock gommé, 1 à 4 gouttes ; à l'extérieur, sous forme de vésicatoire ou de liniment au périnée ou sur l'hypogastre : c'est un des meilleurs agens thérapeutiques. L'exercice modéré au grand air à pied, en voiture et à cheval, est un des meilleurs moyens à mettre en usage, autant que les forces du malade le permettent.

Le traitement général devra varier suivant les circonstances qui se présentent, suivant le degré de la maladie, suivant la constitution forte ou affaiblie du malade, son idiosyncrasie, ou état individuel ; c'est au médecin à savoir choisir les médicaments qui peuvent le mieux convenir à telle et telle époque.

Une recommandation particulière à faire est d'engager les médecins à n'employer les médicaments qu'à doses légères et ne les prescrire qu'un seul à la fois, afin de mieux constater leurs effets sur l'économie. Ce précepte sage de doser *a mi-*

nimâ et d'éviter les formules complexes où plusieurs médicaments de nature et d'actions différentes se trouvent malencontreusement rassemblés, avait déjà été signalé par Bichat, qui, comme je l'ai déjà énoncé plus haut (page 50), tonnait contre l'incohérence de nos matières médicales; Chaussier, Pinel partageaient la même opinion; Broussais y insistait beaucoup, et sa thérapeutique n'était composée que d'un petit nombre d'agens souvent peu actifs. Il recourait difficilement à des médicaments énergiques, et alors il observait attentivement leurs effets sur l'organisme; Vaidy, l'un des rédacteurs les plus érudits du grand Dictionnaire des sciences médicales, lorsqu'il était médecin au Val-de-Grâce, nous répétait souvent que jamais il ne fallait associer ensemble des médicaments d'une action marquée, parce qu'on ignorait toujours leur résultat et qu'on entrevoit constamment l'action de celui qui aurait été le plus convenable. Avait-il deviné Hahnemann? car c'est le reproche le plus vif que ce chef de doctrine fait aux médecins d'administrer aux malades à doses fortes et rapprochées un mélange informe de médicaments opposés d'action : il leur serait impossible, dit-il, de rendre compte du motif qui les engagent ainsi à formuler [1], et ils ignorent complètement la durée d'action de chaque médicament.

[1] Vaidy était sans contredit l'homme le plus érudit de son temps.

Traitement local. Par traitement local il faut toujours entendre l'introduction des médicaments dans la vessie, basée sur l'opinion de Sœmmering, que « *les moyens locaux doivent composer le traitement principal des maladies de vessie, dans un grand nombre de circonstances.* » M. Larbaud (page 118) dit également *que les moyens locaux conviennent le mieux dans la paralysie de vessie.* J'ai indiqué, au traitement du catarrhe chronique (page 50), toutes les injections qui pouvaient être employées dans les maladies de vessie. Il ne reste ici qu'à choisir celles qui paraissent le plus convenable pour la faiblesse et la paralysie.

Ces deux degrés de la même maladie, existant sans complication, offrent moins de difficultés dans le traitement que le catarrhe chronique, et se rapprochent ainsi de l'incontinence d'urine. En effet, comme dans cette dernière maladie, il y a affaiblissement, inertie, relâchement et fonctions interverties. Le premier de tous les moyens est l'emploi de la sonde pour vider entièrement la vessie chaque fois que le besoin d'uriner se fait sentir. Quand le canal de l'urètre n'est pas malade, il est inutile de laisser des sondes à demeure;

Dans nos campagnes d'Allemagne il fut souvent chargé de service d'hôpitaux dans les grandes villes, et tout le temps qui n'était pas consacré à son service il le passait à feuilleter les livres des riches bibliothèques allemandes. Aussi, sa collection de notes était-elle considérable.

cette pratique est très-souvent nuisible surtout chez les vieillards. Le séjour habituel de la sonde entraîne, chez un certain nombre, de graves inconvénients; ulcères du canal de l'urètre, inflammation et ulcères de la prostate et du col, et perforations de la vessie. Leurs tissus n'ont plus l'énergie nécessaire pour résister à l'action toujours irritante de la présence d'une sonde qui s'altère facilement et blesse des organes qui ont perdu leur élasticité, leur force d'organisation, et qui, en proie à une inflammation lente, ont une tendance particulière au ramollissement et à l'ulcération.

M. Mayor de Lausanne, en nous donnant ses sondes en étain, a donc rendu un service réel à l'humanité; car avec leur secours les malades peuvent, avec facilité et à peu de frais, se sonder souvent sans craindre aucun des accidents qu'ils peuvent éprouver avec celles, si facilement altérables, en gomme élastique. Les malades les introduisent sans peine, et une seule sonde leur suffit pour toute leur vie.

L'introduction de la sonde plusieurs fois dans les vingt-quatre heures empêchant le séjour habituel de l'urine dans la vessie, fait déjà cesser promptement ces envies fréquentes d'uriner qui tourmentent si fortement les malades et régularise les fonctions de la vessie.

Les injections doivent être employées en même

temps, en petite quantité d'abord (2 onces), puis augmentées de quantité progressivement ; on les choisira parmi les injections détersives, puis toniques ou excitantes. Mais après avoir tâté la disposition de la vessie par quelques injections détersives, ordinairement j'aborde de suite les injections balsamiques pures et mieux encore celles cantharidées, en observant les règles indiquées pour leur emploi. Il est impossible de fixer la durée du traitement interne et local ; il faut pour annoncer guérison que le jet d'urine ait repris de la force, et que la vessie se contracte assez pour évacuer tout le liquide qu'elle contient. Si au contraire l'évacuation se fait lentement, en petite quantité, et si le malade éprouve un sentiment de pesanteur vers le col de la vessie, ce viscère n'a pas repris tout son ressort, et la sonde est encore nécessaire.

Les moyens ci-dessus indiqués m'ont, la plupart du temps, réussi pour dissiper ces accidents si incommodes, qui empoisonnent la fin de l'existence des vieillards et les rend si tristes, si moroses et si à charge à eux-mêmes. S'ils ne réussissent pas toujours à guérir des maladies inguérissables, au moins ils soulagent et font supporter plus patiemment des infirmités si douloureuses.

La sonde, dans ces cas, est le moyen par excellence, puisqu'en vidant la vessie complétement, on éloigne le besoin de rendre les urines et on fait éprouver un repos de quelques heures aux malades. Ce temps de calme varie de deux à quatre heures, et c'est un avantage immense pour ceux qui, chaque quart-d'heure ou chaque demi-heure, étaient forcés de rendre quelques gouttes d'urine seulement, et ne pouvaient la nuit goûter un seul instant de repos.

DE L'HOMOEOPATHIE

DANS

LE TRAITEMENT DES MALADIES DES VOIES URINAIRES.

L'homœopathie répandue depuis quarante années sur la surface du globe et dans les pays les plus reculés, rejetée par les uns, admise par les autres, n'en offre pas moins de grandes ressources en médecine. Hahnemann, fondateur de cette doctrine, a pris pour base fondamentale une loi reconnue depuis longtemps en médecine et qui remonte à Hippocrate, la loi des semblables guérissant par les semblables (*similia similibus curantur*), c'est-à-dire par des médicaments qui produiraient, à doses convenables sur l'homme sain, *la maladie analogue* que l'on veut guérir. Pour en citer un exemple, nous dirons qu'Hahnemann, dans ses essais sur lui-même, et pour s'assurer s'il avait rencontré juste, se donna une fièvre intermittente en prenant quatre gros de bon quinquina.

Cette loi, entrevue par quelques bons médecins et à diverses époques depuis deux mille ans, était restée presqu'inaperçue, parce que la pratique médicale était presque complétement fondée sur une loi opposée, les contraires guérissaut par les contraires (*contraria contrariis curantur*), et sur l'habitude de rechercher les causes vraies ou fausses qui peuvent produire nos maladies. La théorie Humorale qui remonte au temps où vivait Galien et dont nous ressentons encore la funeste influence, a servi de base à nos matières médicales et à toutes ces formules bizarres, renfermant toujours des médicaments opposés d'action et de vertu, et qui ne peuvent pas produire sur notre économie les effets qu'en attend celui qui les prescrit; à cette thérapeutique si compliquée que Bichat, dans le feu de son indignation, avait stigmatisée *d'absurde et d'incohérente et avec laquelle le médecin honnête homme, disait-il, ne pouvait raisonnablement exercer la médecine.*

L'homœopathie est plus répandue qu'on ne pense, et souvent les médecins la mettent en pratique sans s'en douter. A la vérité, ils font de l'homœopathie grossière ; mais ils n'en guérissent pas moins dans les cas où ils emploient les médicaments agissant homœopathiquement; seulement une partie du médicament administré en trop grande quantité n'agit pas, ou il a une durée d'action qui se prolonge et retarde la convalescence. Ainsi, l'ipécacuanha en est un exémple irrécusable : il a la propriété sur l'homme sain de produire le vomissement et la diarrhée, et on le donne en médecine pour faire vomir et aller à la garde-robe, et pour faire cesser les vomissements et la diarrhée. Des médecins judicieux avaient déjà fait l'observation qu'une petite dose produisait le même effet qu'une dose plus forte; aussi l'habitude contractée par les uns de l'administrer, par 3 à 4 ou 5 grains, en une ou deux doses; tandis que d'autres en prescrivent dix à quinze grains en une ou deux fractions. Il n'y a qu'une certaine quantité qui agit évidemment; car on retrouve dans les vomissements la poudre en excès surnageant sur la matière du vomissement.

Par l'examen attentif des ouvrages d'Hahnemann on trouve une conformité très-grande entre ses préceptes et ceux d'Hippocrate; c'est un point de rapprochement qui fait honneur à Hahnemann, et qui n'a pas été aperçu par ses adversaires. Aussi, dans un temps où beaucoup de médecins reviennent à admirer le génie du médecin de Cos et à suivre une partie de ces judicieux aphorismes, tous basés sur une observation exacte des faits, les médecins qui se donneront la peine de lire les ouvrages d'Hahnemann arriveront à le juger moins sévèrement et apprécieront mieux sa doctrine médicale. Voici la base de cette doctrine.

Hahnemann admet comme Hippocrate un principe vital qui préside avec intelligence et dans un but de conservation, à la marche de la maladie; comme lui, il s'attache beaucoup plus à l'étude des symptômes, de la marche et de l'issue des maladies plutôt qu'à en rechercher souvent inutilement les causes et même l'essence. Comme Hippocrate, il reconnaît trois différentes espèces de traitement : 1° s'en rapporter au hasard ou employer des médicaments dont les effets sont opposés aux symptômes de la maladie à combattre; 2° entraver ou contrarier la nature, c'est-à-dire faire la médecine des contraires; 3° imiter la nature en venant à son aide, c'est-à-dire traiter par les semblables : c'est le dernier mode qu'Hippocrate préférait et que suit Hahnemann. Comme le père de la médecine, il n'emploie jamais de médicaments composés; toujours des *médicaments simples et un seul à la fois.*

Si cette similitude entre les deux doctrines est frappante, que dire quand on considère que le même principe a toujours guidé les hommes les plus remarquables de toutes les époques, et que le vitalisme est la base des meilleures doctrines médicales qui se sont succédées jusqu'à ce jour, Paracelse, Haller, Bordeu, Morgagny, Chaussier, Pinel, Bichat, et en dernier lieu, notre illustre Broussais, avaient-ils d'autres bases de leurs immortels écrits? Haller, Vanhelmont, Bordeu, fondèrent leurs travaux sur ce principe vital, et leurs écrits sont encore des monuments impérissables. Chaussier succédant à Haller et à Bordeu, grand admirateur d'Hippocrate dont il développait à chaque instant toutes les conceptions ingénieuses, jeta les fondements d'une saine physiologie, regardée jusqu'alors comme un roman, et commença une réforme salutaire qui ne s'arrêta plus; car notre célèbre Pinel, marchant dans la même voie, attaqua tous les systèmes hypothétiques et ramena les esprits dans l'étude de la véritable médecine, l'observation des lois de la nature. Le génie de Bichat nous a laissé son immortel ouvrage d'anatomie générale dans lequel il jeta les fondements d'une réforme générale en médecine, en matière médicale, et basant ses travaux sur le principe vital, a fait faire de si grands progrès à la physiologie et à la pathologie. Déjà il avait fait connaître les connexions intimes de ces deux états de l'homme sain et de l'homme malade; mais le génie de Broussais, formé à l'école de ces trois hommes remarquables, donna un développement prodigieux aux idées de Bichat, attaqua avec une énergie sans égale toutes les erreurs médicales, et créa sa doctrine physiologique dont la base est impérissable et tout entière fondée sur l'existence d'un principal vital animant notre économie.

Ainsi donc, Hahnemann, guidé dans ses longs et pénibles travaux par le même principe, ayant aussi pour base le même point de départ que ces hommes célèbres, est donc, malgré le langage erroné et mensonger de l'Académie de médecine, un homme remarquable, un chef de doctrine, instruit, sage et intelligent, qui aura rendu un service immense à la science et plns encore à l'humanité, en les dotant d'une doctrine médicale que quarante années d'expérience n'ont point encore démenti. Elle se propage partout sans bruit, sans éclat ; sa sphère d'activité s'étend d'un pas assuré sans appui, sans protection, par ses seuls avantages supérieurs à la médecine ordinaire; c'est en opérant des cures, dans des cas souvent désespérés que s'est fondée sa réputation, son accroissement et la considération dont elle jouit actuellement; aussi Hahnemann est-il un homme de génie auquel la postérité rendra un jour la plus éclatante justice. Ajoutons que Broussais (1829) écrivant sur Hahnemann, dit que l'humanité lui devra de la reconnaissance pour les conquêtes que son système a faites sur ceux qui sont étrangers à la saine raison. Enfin, répétons avec M. Isidore Bourdon, qu'Hahnemann, en récompense de ses travaux et de sa sagesse, a, comme Hippocrate, acquis le droit de s'autoriser de sa longue expérience.

Je dois ici ajouter un rapprochement à faire

entre Broussais et Hahnemann, non sur l'ensemble de leur doctrine, mais dans la manière d'étudier les maladies organiques et d'en tirer les mêmes conséquences. Broussais en effet recherchait avec un soin tout particulier les organes malades; pour lui les symptômes étaient le cri de souffrance des organes malades; il étudiait leurs sympathies avec les divers appareils, ou les autres organes en relation avec celui affecté. Il s'attachait à connaître, par l'investigation la plus profonde, l'examen le plus sévère et le plus exact, le degré d'excitation, de susceptibilité, d'exagération morbide, qui pouvait exister dans l'organe malade ou dans toute l'économie. En praticien habile, il recommandait avec toute la conviction dont il était animé, de soustraire toutes les causes possibles de sur-excitation, d'éviter toute médication active et d'atténuer les effets des médicaments prescrits, en les administrant à des doses minimes, souvent même il les supprimait complètement dans beaucoup de circonstances où l'organisme entier paraissait dans une sur-excitation générale.

L'homœopathie recherche également les signes qui peuvent lui faire connaître quel est l'organe affecté, ceux propres à la connaissance de l'état de tout le système, de toutes les fonctions autant du corps que de l'esprit. Elle scrute toutes les circonstances dans lesquelles les souffrances sont plus ou moins vives, et elle s'attache surtout aux causes occasionnelles afin de mieux arriver au choix des médicaments les plus convenables et de mieux régulariser la force vitale qui préside à toutes nos fonctions.

Je pourrais citer plus de vingt auteurs qui tous avaient entrevu la loi des semblables et en faisaient une application heureuse en pratique médicale, parmi lesquels se distingue Fernel, J. Hunter, Sydenham, Heister, J. Bell, Starck; mais on remarque surtout Stalh et Linnée, qui ont écrit que *traiter les maladies par les contraires était complètement faux et absurde*, et que les maladies cédaient aux agens qui déterminent une affection semblable; que les médicaments deviennent remèdes en vertu de leur faculté de produire des altérations dans le corps sain. Dubois d'Amiens, un de nos meilleurs thérapeutistes, a dit avec vérité : « L'étude de la puissance physiologique des remèdes est une matière tout-à-fait négligée : toutefois elle n'en est pas moins d'une très-haute importance, et l'examen des effets physiologiques des secours médicinaux, aura une grande influence sur le perfectionnement des méthodes curatives. »

MM. Mérat et Delens ont aussi noté comme une chose remarquable qu'il existe des médicaments qui guérissent les mêmes maladies qu'ils peuvent produire; exemple, le copahu et le poivre cubèbe, etc., etc.

Mais le reproche le plus grave que font les médecins allopathes à Hahnemann, c'est l'administration à dose infinitésimale de ses moyens thérapeutiques; c'est l'extrême atténuation qui doit augmenter suivant le degré de sur-excitation de l'organisme. L'habitude d'administrer à hautes doses les médicaments, fait un si grand contraste avec la thérapeutique d'Hahnemann, qu'il est difficile d'y ajouter foi et de concevoir un résultat réel de cette médication. Les doses sont infiniment petites, dit M. Isidore Bourdon, et cela devait être, puisque les médicaments employés ont pour objet d'augmenter momentanément la maladie; et, puisque l'objet d'Hahnemann est d'aider la nature, sans pourtant la solliciter vivement. Cet homme vraiment remarquable n'est arrivé que progressivement à cette grande atténuation dans les doses de ses agens thérapeutiques; et ce n'est qu'après les avoir employés par grain, demi-grain, quart de grain, puis par gouttes entières que l'observation lui apprit qu'il fallait les atténuer encore. Mais un point important de la matière médicale d'Hahnemann sur lequel les adversaires de l'homœopathie ne veulent point fixer leur attention, pas plus que sur sa doctrine, est le mode de préparation des médicaments qui en augmente l'activité. Les longues et fortes secousses imprimées aux teintures premières et les fortes triturations que subissent les substances, développent en elle une *puissance électro-dynamique réelle*, sans laquelle ils ne pourraient supporter cette atténuation si grande et conserver une action véritable sur l'économie. Le licopode si précieux dans les maladies de la peau, le charbon végétal si utile pour dissiper les aigreurs, les rapports de l'estomac, etc., sont des corps inertes sans aucune action sur le corps humain, et ils n'acquièrent de propriétés médicamenteuses que par une longue trituration.

Véritablement, il faut d'abord voir les effets pour y croire; et ce n'est qu'ainsi qu'on peut parvenir à ajouter foi à une semblable médication. Aussi, les adversaires nombreux de cette méthode de guérir rejettent, sur la crédulité, sur les effets d'une imagination prévenue, sur une confiance mal placée, et sur le secours de la nature et d'une bonne constitution, les guérisons par le traitement homœopathique. Ils ne font pas attention que chez les enfants l'effet de l'imagination est nulle, que dans certaines maladies aiguës et dans des cas insignifiants on peut, sans craindre de se tromper, répondre aux médecins allopathes que la puissante nature fait souvent les seuls frais de la cure chez les malades qu'ils traitent, et qu'il y aurait alors sur ce point parité égale entre l'homœopathie et l'allopathie; cependant, par cette nouvelle doctrine, on traite aussi avec succès toutes les maladies les plus graves, et j'ai observé que les homœopathes instruits ne sont pas plus malheureux que leurs antagonistes ; que leurs malades guérissent plus vite, que les convalescences sont moins longues, le régime n'étant pas aussi sévère comme on le proclame partout. Mais, si l'on peut présenter quelques objections dans le traitement des maladies aiguës, il n'en est pas de même dans le traitement des maladies chroniques où la médecine ordinaire est souvent sans résultat, quand elle n'aggrave pas les symptômes au point de les rendre incurables, en prodiguant sous toutes les formes et à des doses toujours plus élevées, les médicaments les plus actifs, les plus énergiques, les plus héroïques comme on le dit habituellement. C'est ici véritablement que l'homœopathie triomphe ; quand les maladies ne sont pas poussées jusqu'à la désorganisation, et que les malades avec leur bon sens et leur jugement naturel, peuvent apprécier la différence du traitement et le résultat. Ils ont pour objet de comparaison les souffrances endurées antécédemment et l'amélioration que procure le traitement nouveau. Les effets seuls sont les véritables juges entre ces deux médications. Sans aucun doute l'homœopathie ne peut guérir toutes les infirmités humaines ; mais elle a au moins un avantage réel, c'est de ne pas martyriser l'espèce humaine quand elle ne peut la sauver.

L'homœopathie jouit encore d'un avantage précieux, celui de prévenir, chez les enfants faibles, lymphatiques, scrofuleux, le développement de ces maladies longues et interminables qui attaquent le système glanduleux et osseux, et finissent par envahir toute l'économie, et se terminent souvent par une mort prématurée et douloureuse.

Sans vouloir défendre Hahnemann des reproches adressés sur l'exagération des nombreux symptômes produits sur l'homme sain par chaque médicament, et qui ont fourni la matière du ridicule jeté sur sa doctrine; sans vouloir examiner tout ce que sa théorie des miasmes peut avoir d'imparfait, *errare humanum est;* il faut ajouter que Portal et d'autres écrivains ont professé à peu près la même opinion et l'ont consignée dans leurs écrits; que la vie d'un homme est trop courte pour coordonner tous les documents qui peuvent découler d'un excellent principe; que les travaux d'Hahnemann, tels qu'ils sont actuellement, sont un assez beau titre de gloire pour assurer une réputation impérissable; si cette théorie des miasmes présente des défauts réels sous le rapport de la sycose et de la syphilis, elle est admirable dans ses détails et son ensemble sur la *psora* ou gale dans laquelle Hahnemann fait rentrer l'origine des scrophules, de la teigne, des dartres, des croûtes de lait des enfants, toutes les éruptions normales chroniques, etc., etc. Ce travail est surprenant de recherches historiques du plus haut intérêt, de documents précieux sur le danger de rétropulsion des exanthèmes, éruptions psoriques et autres, par nos méthodes de frictions irritantes, âcres, corrosives, etc. Malgré les erreurs sur la syphilis, Hahnemann ne s'est pas moins montré supérieur dans l'observation des principaux phénomènes les plus importants, tels que l'infection générale de l'économie au début de la maladie, l'incubation, et le danger de la cautérisation des chancres récents, qui, dans beaucoup de circonstances, peuvent donner lieu à des accidents secondaires, et plus encore à des symptômes constitutionnels [1].

Quelles que soient les objections à faire à cette théorie, toujours est-il que la loi des semblables est une heureuse découverte, et que son application bien faite rend des services éminents à l'humanité. Pour mon compte, depuis plusieurs mois, j'en vois un résultat incontestable au dispensaire fondé à Paris par M. le docteur Mure et dirigé par M. le docteur Calendra. Là, sous MM. Chartron et Lafitte j'ai étudié l'action des médicaments homœopathiques. Là, les malades atteints d'affections chroniques de tous les genres, fatigués

[1] Cette méthode perturbatrice est malheureusement trop répandue, et cette funeste doctrine de détruire immédiatement le chancre vénérien est pernicieuse à l'humanité. Nous sommes heureux de nous rencontrer du même avis qu'Hahnemann ; car déjà, en 1832 et 1833, nous nous sommes élevé contre cet abus de médication dans notre clinique de la maladie syphilitique.

des traitements inutiles supportés dans les hôpitaux civils, abondent de toutes parts, et il est rare que chaque jour une centaine de malades ne viennent réclamer les soins des médecins qui veulent bien consacrer une partie de leur temps au soulagement des pauvres. Ils n'y viennent pas inutilement; et souvent, en peu de temps, les malheureuses victimes d'une médication incendiaire et de la pauvreté, éprouvent un soulagement marqué à leurs maux; une grande partie obtiennent guérison sans qu'on puisse l'attribuer à la sévérité du régime homœopathique que la pauvreté les empêche de suivre. Chez ces malades, l'imagination ne les dirige pas, la misère la tue de trop bonne heure.

Voyons quels avantages on peut obtenir de la doctrine d'Hahnemann dans le traitement du catarrhe chronique de la vessie, de la paralysie et de la faiblesse de cet organe, et de l'incontinence d'urine qui en est la suite.

Les médicaments dont l'essai a été fait sur lui-même et sur ses élèves, et qui composent actuellement la pharmacopée homœopatique d'Hahnemann, ont tous pour but d'agir sur le principe vital qui anime notre économie, et sur les symptômes que présentent nos organes malades. Il résulte des observations multipliées faites jusqu'à ce jour, qu'un certain nombre de ces agens thérapeutiques ont une action directe sur les organes des voies urinaires et sur les organes génito-urinaires. Ils portent une heureuse modification dans les divers organes de ce vaste appareil ; ainsi dans les maladies des reins, de la vessie, de l'urètre, de la prostate, et sur les conséquences multipliées de ces affections, telles que les coliques néphrétiques, la dysurie, la strangurie, l'ischurie, l'hématurie, l'incontinence d'urine, la paralysie de la vessie, etc., le moyen préconisé par excellence est l'emploi de la cantharide, qui a une action bien reconnue et non contestée par tous les médecins allopathes ou homœopathes. Sans aucun doute, depuis longues années, les médecins font de l'homœopathie, sans y penser, en prescrivant ce médicament énergique; ils n'ont jamais été guidés par la loi des semblables ; mais les adversaires les plus incrédules et les plus opiniâtres ne pourront récuser l'action homœopathique de ce médicament sur l'homme sain, en lisant les observations rapportées par A. Paré, Chopart, Desault, Larbaud, Orfila, Alph. Devergie et autres, sur les effets qu'il produit sur les organes génito-urinaires et sur l'économie. Administré à faible dose, il produit une stimulation avantageuse et souvent utile chez certains individus faibles qui remplissent leurs fonctions avec difficulté; si la dose, au contraire, est peu mesurée, il en résulte de suite une érétisme, une irritation, vive, douloureuse, des spasmes, des douleurs vives dans la vessie et ses annexes; un priapisme continuel, douloureux; quelquefois une ardeur vénérienne difficile à calmer, des pissements de sang, des urines brûlantes et une réaction tellement vive sur l'économie, que les effets toxiques ne peuvent être calmés, et que tout cet appareil effroyable de douleurs se termine par une mort affreuse.

Les cantharides prescrites suivant les règles de la médecine ordinaire ont rendu de très-grands services dans les maladies des voies urinaires; mais les accidents souvent survenus pendant leur administration ont forcé les médecins de ne les prescrire toujours qu'à très-petites doses; encore est-on obligé d'en suspendre l'emploi de temps à autre.

Le médecin le plus prudent qui ait administré les cantharides à dose minime est M. C. Broussais. Il relate l'observation d'un militaire traité au Val-de-Grâce d'un catarrhe de vessie d'abord par les moyens adoucissants, et qu'il a ensuite guéri par l'administration de *deux gouttes de teinture de cantharides* dans 4 onces de potion gommeuse prises en vingt-quatre heures. Deux à trois de ces doses firent disparaître la sécrétion muqueuse abondante. M. C. Broussais a-t-il eu l'intention de faire de l'homœopathie? je ne le pense pas; mais ce fait n'en est pas moins un exemple frappant. Au reste, je dois ici dire en passant que M. Casimir Broussais, praticien distingué, met en pratique les principes puisés à l'école de son père, qu'il sait avec art soustraire toute stimulation qui pourrait être nuisible, et qu'en mon particulier je n'ai eu qu'à me louer de ses bons soins dans deux graves maladies des organes abdominaux.

Depuis 1835 j'emploie dans la paralysie et faiblesse de la vessie, dans l'incontinence d'urine et le catarrhe vésical chronique, la teinture de cantharides en injections, et je commence son emploi par une goutte dans 2 à 3 onces de liquide, en augmentant successivement goutte par goutte jusqu'à obtenir un résultat satisfaisant, celui de stimuler assez la vessie pour la ramener à son état normal. Souvent cinq gouttes dans 2 à 4 onces d'eau (60 à 120 grammes) ont suffi, répétées pendant plusieurs jours, pour guérir des incontinences d'urine et des faiblesses et paralysies de vessie. J'en ai cité quelques exemples dans mon *Opuscule sur l'incontinence d'urine*. Chez d'autres sujets plus inertes ou plus âgés, il a fallu augmenter la teinture et pousser jusqu'à quinze et vingt gouttes pour produire l'effet désiré : au-delà de cette quantité, il en est presque toujours résulté des accidents. Certes ce traitement est bien de l'homœopathie pure variant de la première dilution à la troisième.

Je me sers également des préparations aux cantharides à l'intérieur, à doses minimes, avec un grand succès; je les varie depuis les doses homœopathiques jusqu'à prescrire des gouttes entières; et pour les malades qui n'ajoutent pas foi à la doctrine d'Hahnemann, je prescris la cantharide actuellement en pilules contenant depuis 1/60e de grain jusqu'à 1/32e; j'en obtiens plus de résultats à doses minimes qu'à doses plus fortes, et chez les enfants ou autres personnes dont l'estomac se sur-excite facilement, on évite les accidents tout en recueillant les avantages.

D'autres substances agissent aussi dans les maladies des voies urinaires, et aident à la guérison de ces affections : ainsi dans la dysurie (excrétion difficile de l'urine), la noix vomique, la staphysaigre sont utilement employés avec les cantharides. Dans l'ischurie (rétention d'urine), la belladone, l'arnica, la jusquiame, la pulsatille et autres substances sont d'un usage fréquent. Dans la strangurie (issue douloureuse de l'urine), on fait usage de l'acide phosphorique, de la silice, de l'uva ursi, etc. L'hématurie se combat par le licopode, l'arsénic, le cannabis, les cantharides, le mezereum; la mille-feuille, etc. L'incontinence se traite par les cantharides, le soufre, le pétrole, la pulsatille, le rhus, la belladone, etc.

Tous ces médicaments s'emploient également dans la faiblesse et paralysie de vessie, et à doses homœopathiques, depuis la dixième jusqu'à la trentième dilution, suivant la susceptibilité des organes, et en répétant les doses jusqu'à leur durée d'action.

Cette durée d'action souvent longue des médicaments dans les maladies chroniques, a encore été un sujet de reproches fait à la doctrine des semblables; mais donner les doses faibles et à distances assez éloignées, est au contraire une preuve de la sagesse et de la prudence d'Hahnemann. D'ailleurs cette durée d'action est le résultat de son observation pendant dix années, et en supposant même qu'en éloignant trop les doses on agisse avec lenteur, n'est-il pas préférable de marcher lentement dans le traitement des maladies chroniques, que de donner à doses trop répétées et trop fortes, comme on le fait ordinairement des médicaments incendiaires d'une énergie trop grande, agissant sur l'économie avec une extrême activité, tels que l'iode, le mercure, le soufre, etc. Les doses énormes qu'on administre coup sur coup augmentent et aggravent souvent les accidents au lieu de les détruire, et rendent incurables des maladies qui se seraient guéries sans cette stimulation trop forte et trop prolongée.

— FIN. —

Table des Matières.

www.ingramcontent.com/pod-product-compliance
Ingram Content Group UK Ltd.
Pitfield, Milton Keynes, MK11 3LW, UK
UKHW020604180726
13838UKWH00001B/413